JN096231

気持ちがラクになる

がんとの向き合い方

がん研有明病院
院長補佐・乳腺内科部長
高野利実

ビジネス社

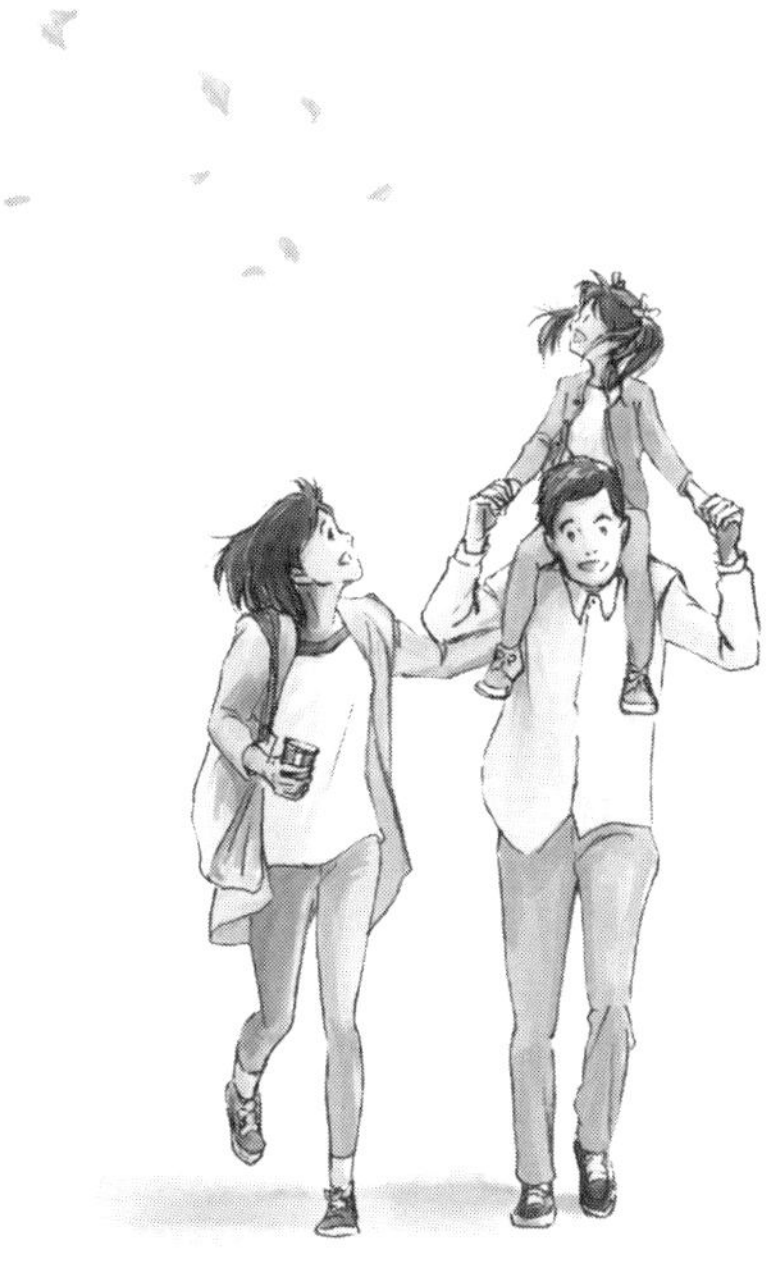

はじめに

この本を手に取ってくださり、ありがとうございます。

本書は、読売新聞のサイト「ヨミドクター」のコラム「Dr.高野の『腫瘍内科医になんでも聞いてみよう』」を書籍化したものです。読者や患者さんなどから寄せられた質問にお答えする形で、2020年から連載を続けています。

2020年といえば、世界中がコロナ禍に見舞われた年で、社会全体が重苦しい空気に覆われ、当時のコラムの内容も、コロナに関するものが多くありました。コロナをめぐっては、過剰な不安や恐れが広まり、それが偏見や差別を生み、人々は病気以上に、そのイメージに苦しみました。あれから3年がたち、ようやく、コロナへの理解が進み、コロナと共存しながら社会を動かす「ｗｉｔｈ コロナ」が実現しつつあります。

がんも、コロナ禍を乗り越えた経験から学び、「ｗｉｔｈ がん」を目指せるとよいのではないかと思っています。がんでも、過剰な不安や偏見など、イメージで傷ついている患者さんがたくさんいて、それは、コロナ以上に根深いように思います。「ゼロコロナ」を究極の目標と考えて、人々の生活を制限するのが適切でなかったように、「がんをゼロにすること」を究極の目標とするのは適切ではありません。私たちが目指すべきなのは、「一人ひとりの幸せ」なのです。がんを正しく理解し、うまく共存していく「ｗｉｔｈがん」の社会が実現できれば、誰もが自分らしく、ラクな気持ちで過ごせるはずです。

本書では、がんのイメージに惑わされることなく、気持ちがラクになるような、そんな考え方を紹介しています。がんと向き合っている方も、そうでない方も、本書を通じて、これからの生き方を考えるヒントにしていただければ、と思います。

私のコラムに、たくさんの質問や感想を寄せてくださった皆さん、連載を支えてくださっているヨミドクター編集部の皆さん、書籍化を実現してくださったビジネス社の山浦秀紀さん、連載のイラストを担当し、本書の表紙イラストも描いてくださったさかいゆはさん（私の大事な患者さんです）、いつも私を支えてくれている職場の仲間や家族、すべての原稿の最初の読者となって率直な感想を言ってくれる高校生の息子、そして、がんと向き合いながら、診察室で私と雑談や議論をしてくださる患者の皆さんに、この場を借りて心より感謝申し上げます。

第1章 がん患者の生活の悩みに答えます

第2章 がん治療の悩みや疑問に答えます

第3章 抗がん剤治療に関する不安を解消する

第4章 女性に多いがんの不安や悩みに答えます

第5章 進行がんでも「幸せな人生」をあきらめない

本書は、読売新聞のサイト「ヨミドクター」のコラム「Dr.高野の『腫瘍内科医になんでも聞いてみよう』」（2020年7月～2023年2月の連載分）を再編集、加筆したものです。

第1章

がん患者の生活の悩みに答えます

がんになって、悩みや不安がいっぱい…。誰に相談すればいいの？

「がんと診断されたけど、青天の霹靂《へきれき》で、頭は真っ白。私はどうすればよいのか……」

「すぐに治療を始めると言われたけど、大事な仕事の予定があって、調整が難しい。もう仕事は続けられないのか……」

「担当医から説明があったけど、難しい言葉ばかりでよくわからない。『この治療を受けますか？』って聞かれても、どうやって判断すればよいのか……」

「もう不安で不安で、逃げ出したい気持ちなのに、家族に話してもわかってもらえない。誰かに話を聞いてほしい……」

悩みは一人で抱え込まないこと

がんと診断されたとき、がんの治療を受けているとき、がんの症状や治療の副作用でつらいとき……。がんの患者さんは、常にいろいろな悩みや不安を抱えています。

病気や治療に関することは、一番身近な専門家である担当医にその都度相談することをお勧めします。

ただ、医師は忙しそうで、外来診察の限られた時間の中では相談しにくい、という方も多いようです。医師以外にも、看護師や薬剤師などがいますので、相談しやすい医療者に相談するのでもよいと思います。また、医療の専門家でなくても、家族や友人にお気持ちを伝えることで、悩みや不安がやわらぐこともありますので、身近な方に相談するのもよいでしょう。いずれにしても、自分一人で抱え込むことなく、誰かに相談してほしいと思います。

ぜひ、「がん相談支援センター」へ

気軽に相談できる医療者がいない場合や、もっと詳しく具体的な話を聞きたい場合、担当医には言いにくいことを相談したい場合、家族や仕事に関する悩みを相談したい場合など、どんな状況でも、どんな相談にでも乗ってくれる場所があります。「がん相談支援センター」です。

「がん相談支援センター」は、全国に400以上ある「がん診療連携拠点病院」などに設置されています。もし、「がん診療連携拠点病院」にかかっているのであれば、そこで相談すればよいですし、そうでない場合は、お住まいの近くの「がん診療連携拠点病院」を探して、そこの「がん相談支援センター」に相談してみましょう。

「がん相談支援センター」は、患者さんご本人、ご家族はもちろん、どなたでも無料で相談できます。対面で相談するだけでなく、電話での相談も、匿名での相談も可能です。相談内容を、相談者の了解なしに、担当医や他の人に伝えることはありません。

内容によって、看護師、医療ソーシャルワーカー（ＭＳＷ）、臨床心理士（公認心理師）などが対応します。お話をうかがい、質問にお答えし、必要な資料をお渡しし、情報集めのお手伝いをします。院内で受けられる医療を紹介して調整したり、他の医療機関を紹介したりします。担当医とは別の医師の意見を求める「セカンドオピニオン」をお勧めすることもあります。より専門的な対応が必要と判断されるときは、院内外の適切な専門家を紹介し、行政サービスや支援制度も紹介します。

いつでも、どんな悩みでも

相談内容はどんなことでも構いません。「うまく伝えられないけど、不安でいっぱいなので、話を聞いてほしい」といったことでも大丈夫です。相談者のお気持ちをうかがいながら、これからどうしたらよいのか、どう考えたらよいのかを整理するお手伝いをします。まずは気軽に、「がん相談支援センター」に立ち寄ってみるか、お電話してみるとよいでしょう。

タイミングもいつでも構いません。がんと診断されて間もないときには、考えなければいけないこともたくさんありますので、ぜひご利用いただければ、と思います。その後も、治療方針に迷ったり、悩みが生じたりしたら、そのたびに相談してみるとよいでしょう。

焦って仕事を辞めてしまったりする前に、何か社会的なサポートを受けられないか、

がん相談センターで相談に乗ってもらえる内容

- 不安、気持ちの落ち込み
- がんの種類や標準治療
- 自分が受けている治療やこれからの治療方針
- 治療の副作用対策
- 担当医とのコミュニケーション
- 家族とのコミュニケーション、子供にどう伝えるか
- 自施設や地域の医療機関でできること
- 転院調整、在宅医療の調整、緩和ケア病棟の紹介
- セカンドオピニオン
- 生活上の注意（運動、食事など）
- 代替療法や健康食品
- 脱毛など外見上の悩み
- 妊孕性温存
- 仕事と治療の両立
- AYA世代特有の悩み
- 医療費の心配
- 利用できる制度やサービス
- 患者会やサポートグループ活動
- がんゲノム医療
- 臨床試験や治験
- 希少がん
- 一人暮らしで頼れる人がいない場合の悩み

相談しましょう。今後の妊娠・出産の可能性（妊孕性《にんよう》）についてどう考えるかなど、治療を開始する前に相談が必要なこともあります。

がん相談支援センターで扱っている具体的な相談内容を前ページに示します。

担当医、看護師、薬剤師とも連携していて頼りになる場所

「がん相談支援センター」が整備されてからだいぶ時間がたちますが、その存在や利用方法が十分に知られているとはいえず、悩みがあるのに相談できていないという方も多くおられるようです。

まずは、気軽に相談できる場所があることを知っていただき、必要なときにはいつでも利用してほしいと思います。

担当の医師、看護師、薬剤師と、「がん相談支援センター」が連携して、患者さんが自分らしく生きるのを支えていくのが理想です。私自身、患者さんからの相談は大歓迎ですが、私に答えられないことだったり、医療ソーシャルワーカーがかかわった方がよいことだったりした場合は「がん相談支援センター」で相談することをお勧めしています。様々な専門性を持ったスタッフが連携して医療を行うのが「チーム医療」で、「がん相談支援センター」もチーム医療の中で欠かせない役割を果たしています。

Q

がんの治療を受けながら、仕事を続けられますか？

日本では年間約100万人が新たにがんと診断されます。そのうち20～64歳の方はおよそ25万人で、働き盛りで突然がんと診断される方も増えています。2019年の国民生活基礎調査に基づく推計では、仕事を持ちながら、がん治療のために通院している人は約45万人とされています。

人生の優先順位を考え直す

仕事を持つ人ががんと診断されたとき、仕事と治療のバランスをどうするか、という問題に直面します。がんの診断は、仕事だけでなく、日々の生活や、家族とのかかわりなどにも大きな影響を及ぼします。これまでの人生で積み上げたものや、将来の可能性も含め、様々なことを見直し、優先順位を決める必要が出てきます。何かを優先することで、何かをあきらめなければいけないかもしれません。

がんと向き合うだけでも大変なのに、やりたくて受けるわけではない「がんの治療」

が、突然人生の一部を占めるようになります。そのために何かをあきらめるというのは、とてもつらいことです。まわりの多くの人は、こんな悩みもなく、仕事に邁進《まいしん》しているのに、「なんで自分だけ」と思うこともあるでしょう。

人生の優先順位を考えなければいけないというのも、しんどいことです。しかし、自分の人生にとって何が一番大切なのかを考え直すことは、これから自分らしく生きていく上で、重要な作業になるようにも思います。

がんになったのをきっかけに、人生の優先順位を考え直し、仕事を辞めるという選択をする方もおられます。一方で、収入を得るためには仕事を辞めるわけにはいかない、という方も多くおられます。単に収入のためだけでなく、仕事にやりがいを感じている方も多く、社会において役割を担っていることも大きな意味を持ちます。仕事に寄せる思いや、人生において仕事が持つ重みは、人それぞれです。

仕事の悩みが生じたら、医療機関や勤め先に相談を

国立がん研究センターの調査では、がんの診断時に収入のある仕事をしていた人のうち、退職・廃業した人は20％、退職・廃業はしなかったが休職・休業した人が54％でした。本当は働きたいのに、治療のために仕事を続けられなくなった方も多いよう

です。働きたい人が、がんの治療を受けながら仕事を続けられるように、仕事と治療の両立をサポートする体制が必要です。

２０１８年に閣議決定された「第３期がん対策推進基本計画」では、「がんになっても自分らしく活《い》き活《い》きと働き、安心して暮らせる社会の構築」が重要とされ、「がん患者の離職防止や再就職のための就労支援の充実」が強く求められています。そのために、「両立支援コーディネーター」を育成・配置し、かかりつけの医療機関、および、勤め先の企業と連携しながら、「トライアングル型サポート体制」を構築するとしています。この方針は、２０２３年度からの「第４期がん対策推進基本計画」でも踏襲されています。

医療機関では、担当医や医療ソーシャルワーカーが相談に乗るほか、早いうちから「がん相談支援センター」の支援を受けられるように、

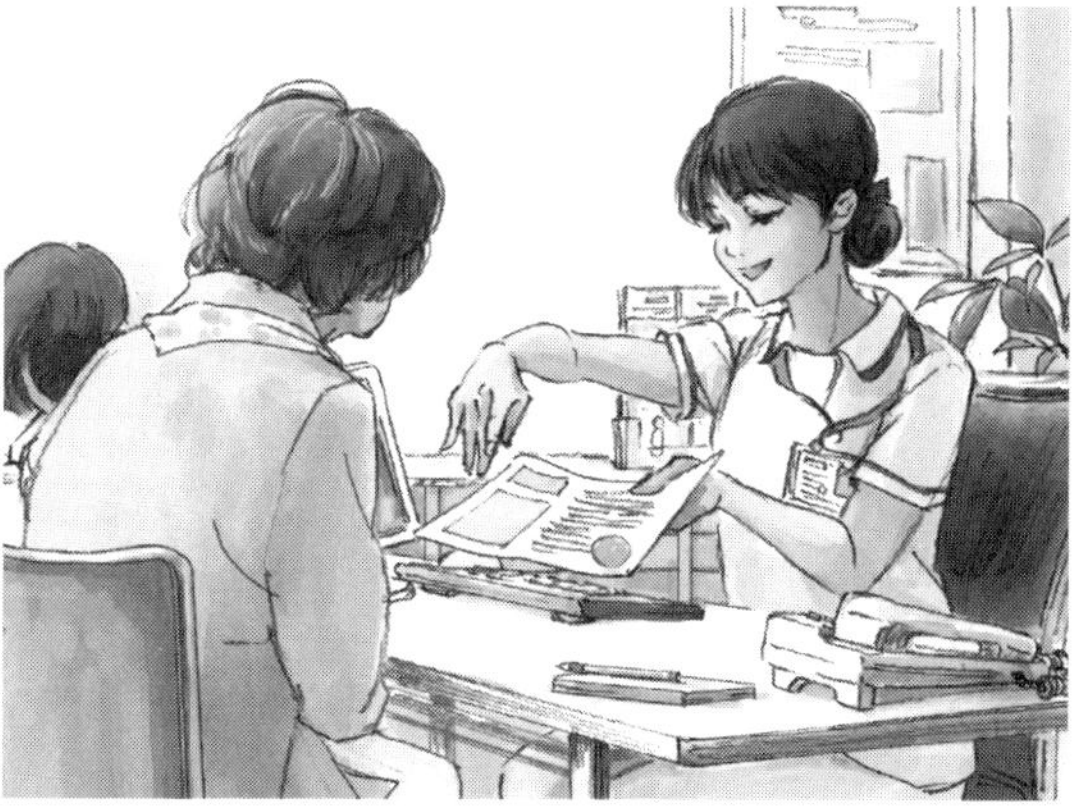

その利用を促すことになっています。

企業では、病気を抱える方に対し、適切な就業上の措置や治療に対する配慮を行い、治療と仕事を両立できるように取り組むことになっていて、そのためのガイドラインも作成されています。

がんと診断されたら、あるいは、がん治療中に仕事上の悩みが生じたら、かかりつけの医療機関（担当医、医療ソーシャルワーカーなど）や勤め先（上司、産業医、人事労務担当者など）に相談するようにしましょう。全国の「がん診療連携拠点病院」に設置されている「がん相談支援センター」は、その病院にかかっていない患者さんでも相談できますので、積極的に活用しましょう。

支援体制は充実してきましたが、まだまだ、悩みを相談しないまま仕事をあきらめてしまう方も多いようですので、まずは、右記のどこかに相談していただきたいと思います。

職場では、がんがある人に偏見を持たないで

治療と仕事の両立のために、支援体制の構築以上に大切なのが、まわりの人たちの理解です。がん患者というだけで差別されたり、特別な目で見られたりする風潮がい

まだにあり、「自分らしく働く」ことの障壁になっている場合があります。通院や入院に伴う休業や、体調への配慮は必要ですが、職場では、がんがあっても偏見を持つことなく、自然に接することが重要です。誰もがなりうる病気ですので、がんがあっても支え合いながら、普通に働けるような社会であってほしいと思います。

がんについて正しく知り、がん患者への理解を深め、がん患者が働きやすいような社内風土づくりをするために、企業も様々な取り組みをしています。厚生労働省委託事業である「がん対策推進企業アクション」にも多くの企業が参加していますが、この事業では、がんの専門医が企業に赴いて講演をする活動も行われています。私も、これまでにいくつかの企業で講演しました。

治療は本来、自分らしく生きるために受けるもの

治療と仕事は、方向性が異なり、足を引っ張り合うものと思われがちですが、必ずしもそうではないと私は考えています。治療のために仕事をあきらめるとか、仕事のために治療をあきらめるとか、二者択一でどちらかを選ぶものではなく、「自分らしく生きる」という目的に向かって、どちらもバランスよく取り組んでいくものです。

治療というのは、本来、自分らしく生きるために受けるものです。仕事を続けたい人が仕事を続けられるようにするのも、治療の重要な目的であって、治療のために仕事をあきらめるというのは、それとは正反対の話になります。病状によっては仕事をするのが難しいこともありえますが、治療によって症状が改善すれば、再び仕事に就ける可能性が出てきます。

「がんがあるから治療するのが当然」「治療のためには仕事や生活を犠牲にするのが当然」と決めつけてしまうのではなく、まずは、治療によって期待される効果や起こりうる副作用を知り、その治療を行うことが、自分にとってプラスになるのかマイナスになるのかを見極めることが重要です。

治療を中心に考えるのではなく、仕事や家庭や日々の生活など、自分が大切にしているものを中心に考え、そのためにプラスになるように治療という道具を活用するべきです。「治療のために生きているのではなく、自分らしく生きるために使うのが治療である」ということを忘れずにいたいものです。

長い目で見たとき、今治療を受けることで、将来自分らしく生きられる可能性が広がるのであれば、今休職してでも治療に専念する、という考え方もあるでしょう。仕事において今が特に重要な時期なので、治療の副作用は避けたい、と考えることもあるでしょう。

未来は正確に予測できるものではありませんが、いろいろな状況の中で自分なりにバランスを考えて、納得できる選択をしていくことが何よりも重要なのだと思います。

「がんとの共生」の文化を根づかせよう

がんと向き合い、治療を受けながら、やりたい仕事を続け、自分らしく生きていくことは可能ですし、何か困難を感じるようでしたら、その両立のために適切なサポートを受けることができます。今まで通りの仕事が難しいとしても、経済的なサポートを受けられるかもしれません。

様々な支援の仕組みがありますので、困っている方は、まわりを頼りながら、しかるべきところに相談するようにしましょう。そして、誰もが生きやすい世の中になるように、社会全体で、「がんとの共生」の文化を根づかせていきたいものです。

私ががんであることを子供に伝えた方がよいのでしょうか？

がんと診断されて、治療を受けている患者さんの中には、家族にその事実を伝えていない方がおられます。家族に心配をかけたくないと思ったり、話すきっかけがつかめなかったりして、一人で抱え込んでいるようなこともあるようです。夫婦では共有していても、子供には伝えていない、というケースもよくあります。子供には受け止めきれないのではないか、話してもわかってもらえないのではないか、学校の友達にしゃべってしまうのではないかなど、いろんな不安があるようです。

がんであることを、子供に伝えた方がよいのでしょうか？

真実を隠すことでもっと不安に

私は、真実を隠しておくというのは、けっして得策ではないと考えています。親が不安を抱えていること、いつもと違うところに出かけていること、自分のいないところで両親が大事そうな話をしていること。そんな状況を、子供は、親が思っている以上に感じ取っています。そして、自分に何かを隠しているのではないか、自分には本当のことを話してくれていないのではないか、という思いを抱くようになります。はっきりと伝えてもらえないことで、悪い方向に想像を膨らませてしまうこともあります。「心配をかけたくない」という願いとは裏腹に、もっと不安な思いをさせてしまっている可能性もあるということです。

真実を隠すためには、うそをつかなければいけないこともありますが、それは、患者さん自身にとっても大きなストレスとなります。うそをつくことの後ろめたさであったり、うそがばれることへの不安であったり。そして、真実を隠すことによって、子供との間に壁をつくってしまうという大きな問題もあります。

まずは信頼して向き合ってみる

やはり子供には、できるだけ、ありのままの事実や気持ちを伝えるのが望ましいと、私は思います。ただ、「それがわかっていても、実際に伝えるのは難しい」という声も聞こえてきます。子供の年齢によっても、性格によっても、親子関係によっても受け止め方はいろいろですので、「絶対にこうでなければいけない」というやり方があるわけでもありません。

「とにかく伝えなければいけない」と考えるよりも、まずは、子供を信頼して向き合ってみることが大事なのだと思います。「できるだけ隠し事はしない」「できるだけうそはつかない」という原則を守りつつ、「家族の一員であるあなたと思いを共有したい」というメッセージを伝えることから始めて、子供の反応を見ながら、あわてずに、じっくりと語り合うのがよいでしょう。

家族の一員として、あなたを信頼して伝えている

伝え方には、ある程度のコツもあるようです。

・話をするときは、静かに落ち着いて語り合える場所やタイミングを選ぶ
・「がん」という言葉もきちんと使って、ぼやかさずに伝える
・がんは、風邪などと違って、うつることはないことを伝える
・がんになったのは、誰のせいでもないことを伝える

詳しくは、NPO法人「ホープツリー」のホームページ（https://hope-tree.jp/）などで見ることができますので、ぜひご覧ください。

また、医療機関によっては、看護師、心理療法士、ソーシャルワーカーなどが相談に乗ってくれますので、かかっておられる医療機関で、相談窓口があるか尋ねてみてもよいでしょう。

「子供に伝えると、子供が学校などでべらべらしゃべってしまうのではないかと心配」という声もよく聞きます。自分ががんであることは周囲に隠しているので、子供を通じて知られてしまわないように、子供にも隠しておきたい、というのです。

がんであることを隠さなければいけない社会の雰囲気については、いろいろと思うところもありますが、今の日本では、「隠しておく方がよい」と考える方が大半のようです。そういう心配も抱えながら、子供に事実を伝えるのには勇気がいるかもしれませんが、それでも、子供には伝えておく方がよいと、私は思います。

外でしゃべってほしくないのであれば、「家族の一員として、あなたを信頼して伝えているが、これはとても大切なことなので、家族以外にはしゃべらないでほしい」と、率直に伝えるのがよいでしょう。

育まれる責任感と共感する力

本当は、がんがあっても自分らしく過ごせるように、がん患者もそうでない人も、分け隔てなく自然に受け止められるような社会になってほしいのですが、どうしても、がんという病気は、病気そのものよりもイメージの方が過大になっていて、タブー視されたり、好奇の目で見られたりする風潮があります。このイメージが払拭《ふっしょく》されれば、がん患者さんもだいぶ生きやすくなるはずですが、その実現まではまだ長い道のりがありそうです。そんな社会であるからこそ、少なくとも家庭においては隠し事なく、家族みんなで思いを共有することが大事なのだと思います。

家族の一員として、大切な事実を知らされた子供は、ショックを受けたり、つらい思いをしたりすることはあるでしょうが、その思いも、家族で共有されているものであり、取り残されたような孤独を感じることはないはずです。家族の一員としての責任感も生まれ、共感する力も育まれます。もちろん、そんなにうまくいくことばかりではなく、家族関係の悩みは尽きないと思いますが、それこそが、かけがえのない家族の姿なのかと思います。

患者さんも、ご家族も、病気を一人で抱え込むことなく、家族で思いを共有し、支え合いながら、また、願わくは、社会の中でもみんなで支え合いながら、すべての人が自分らしく生きていってほしいと思っています。

Q

がんを治すために食事療法を勧められました。食事内容を変えた方がよいのでしょうか？

「親戚から、肉や乳製品を控えるように言われました。私ががんになったのは食事に原因があるからで、がんを治すためには食事を変えなければいけないと。食事療法の本も送ってくれたのですが、この通りにやった方がいいのでしょうか？」

肉はだめ？　乳製品もよくない？

診察室では、食事に関する質問をよく受けます。

インターネットでは、がん患者さんに対する食事療法の情報が飛び交い、それに関する書籍もたくさん出版されています。肉は食べてはいけないとか、乳製品をとらないようにしたらがんが治ったとか、糖分はがんのエサになるから厳禁とか。

こんな情報を目にして、「食事を根本的に変えなければいけない」と思ってしまう患者さんやご家族もおられるようです。

好きなものは制限せず、何でも食べて

私の答えは、こうです。

「これからの食事内容で、がんの経過が変わるという明確な根拠はありません。『がんに効く』とか、『がんによくない』なんてことは考えず、今までと同じように食事を楽しめばいいんですよ。お好きなものは制限したりせず、何でも食べてくださいね」

食事療法を信じて熱心に取り組んでおられる患者さんに向かって、頭ごなしに否定するようなことはしませんが、食事療法のせいで食事が楽しめていなかったり、苦痛になっていたりするような方には、「無理しない方がいいのでは？」とお話しします。

「大好きだったお肉をガマンしていますが、隣の人がおいしそうに焼き肉を食べているのを見ていたら、食べたくなってしまいました」

「野菜ジュースを毎日飲んでいるんですが、正直言って、おいしいものではなく、憂《ゆう》鬱《うつ》です」

ガマンしたり、憂鬱になったり。それが「健康」のためだと患者さんはおっしゃるのですが、私には、健康とは逆のように思えます。

楽しいはずの食事をストレスにしない

苦痛に耐えて食事療法に取り組んで、その苦痛よりも大きい利益（ベネフィット）が得られるのであればいいのでしょうが、食事療法によって何らかのベネフィットが得られるという根拠は、ほとんどありません。それよりも、楽しいはずの食事の時間がつらくなったり、ストレスを感じたりすることは、生活の質を落とすことになりますし、がんの治療経過にも悪影響を及ぼしかねません。

自分で信じているわけではないのに、家族や親戚から強く言われて食事療法をしているという場合は、もっとつらいですね。患者さん本人とよく相談した上で、私から家族を説得するようなこともあります。

その食事内容が自分に合っていると感じられて、体調もよく、特別な費用がかかることもなく、ストレスも感じていないのであれば、それを続けても大丈夫です。もちろん、その場合も、食事とがんとを結びつけることなく、純粋に食事を楽しめばよいのではないかと思います。

食事のたびに、あるいは食事を準備するたびに、メニューや食材を見て、「これはがんにいい」「これはがんによくない」と区別しなければいけないというのは、ストレスにもなりますし、おいしい料理も純粋に楽しめなくなってしまいます。

せっかくの楽しいお食事タイムですので、がんのことは忘れて、料理とだんらんを満喫できた方がよく、その方が、より元気になれるのではないかと思います。

無理して食べなくてもいい

どんなときにも食事をとらなければいけないと思い込んでいる患者さんもおられますが、体調が優れず、食欲がないときは無理して食べなくてもいい、ということもお伝えしています。「食べたくないのに食べなければいけない」というのもまた、つらいものです。食べたいときに、食べたいものを、食べられるだけ食べればいい、というのが私のアドバイスです。

「これがいい」「あれはダメ」「食べなきゃダメ」「食べない方がいい」といった情報に惑わされることなく、「何を食べたいのか」という心の声を聞きながら、自然に食事をするのがよいのではないかと思います。

科学的根拠がほとんどない食事療法

何がよくて何がダメなのか、情報源によって、違うことが書いてあったりもして、食事療法にもいろいろな流派があるようなのですが、共通しているのは、科学的な根拠がほとんど示されていないということです。「免疫力が高まる」とか、「がんのエサになる」というようなことを説明がされていることもありますが、「免疫力」「エサになる」というのが具体的に何を指しているのかは、よくわからないことが多く、これらのキーワードは科学的にではなく、イメージとして使われているような印象です。

その食事療法をした場合と、しなかった場合とを比較した臨床試験によって、食事療法の有効性が示されていれば、「科学的」といえるのですが、食事療法の有効性の根拠として紹介されているのは、多くの場合、患者さんの経過報告や体験談で、その信ぴょう性も、あまり高くありません。

「食事療法が効いた例」のカラクリ

以前、食事療法で有名な医師からお電話をいただいたことがありました。私の患者さんのCT検査の画像を提供してほしいというのです。よく聞いてみると、この患者さんは、その医師のもとで食事療法を受けていて、それがよく効いた症例として、書籍で紹介したいということでした。

でも、この患者さんは、同じ時期に、私の勤務する病院で標準的な抗がん剤治療を受けていて、それによって、がんが小さくなっていたのでした。食事療法がいい影響を与えた可能性もあるのかもしれませんが、抗がん剤治療を受けていたことに触れずに、書籍の中で「食事療法がよく効いた実例」として取り上げるのは不適切です。ご依頼は丁重にお断りしましたが、その医師の著書に出てくる「食事療法がよく効いた実例」のカラクリがわかった気がしました。

とにかく、私が一番お伝えしたいのは、「食事はおいしくいただきましょう！」ということです。

自然に楽しく食事ができれば、それは人生の彩りを豊かにしてくれるでしょうし、生活の質もよくなるはずです。そして、「免疫力」というものがあるのなら、それもきっと高まるのだと思います。

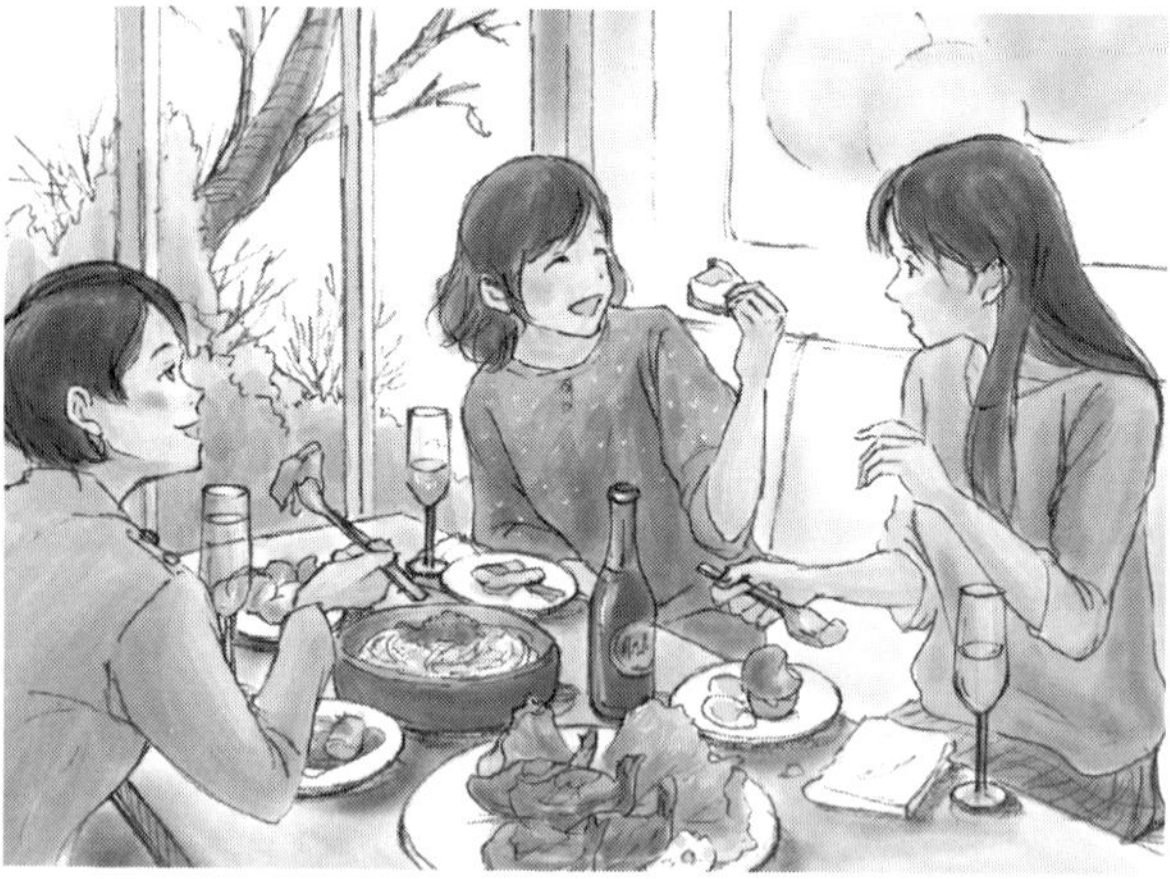

私ががんになったのは、食生活がよくなかったせいなのでしょうか？

がんと診断された患者さんは、自分ががんを患った原因について思いを巡らせてしまうことが多いようです。

「なぜ、私はがんになってしまったのだろう」「何がいけなかったのだろう」「食生活がよくなかったから？」「食事には気をつけていた方だけど……」

病気と結びつけず、食事を楽しんで

がんの原因が食事にあったのだろうかという質問を受けたとき、私はいつもこう答えます。

「あなたががんになったのは、食事のせいではありません。何かがいけなかったと自分を責める必要もありません。食事と病気を結びつけたりせず、これからも、好きなものを食べて、食事を楽しんでくださいね」

病気には何かしらの原因があるものですが、がんというのは、年を重ねれば誰もが必然的にかかるもので、「病気」というよりも、「老化現象」と考えるべきだという話もあります。老化とともに、遺伝子に傷がつくなどの異常が重なり、それが発がんにつながります。

発がんに関係する要因として、生まれつき持っている「遺伝的要因」と、生まれたあとの環境や生活習慣などの「環境的要因」があります。

環境的要因の中には避けられるものもあり、そういった要因を除去することができれば、がんのリスクを減らせると考えられています。最もよく知られた発がんの環境的要因は、「喫煙」で、この要因を除去すること、すなわち、「禁煙」によって、がんになる可能性を減らすことができます。

国立がん研究センターの予防研究グループでは、「日本人のためのがん予防法」を公開し、予防可能な「環境的要因」として、「喫煙」のほか、「飲酒」「食事」「身体活動」「体形」「感染」を挙げて解説しています。日本人の膨大なデータの研究結果に基づいて、とてもわかりやすく書かれていますが、これらの要因を自分に当てはめて解釈する際には、注意が必要です。

がんの原因としての「食事」に確実なものはない

「喫煙」や「感染」が、がんの原因として確実であるのに対し、「食事」の影響は確実なものではなく、影響があったとしてもわずかなものですので、これらの因子は同列に扱うことはできません。

「喫煙」は、ほとんどのがんのリスクを上昇させるもので、がん患者さんのうち、男性で30％、女性で5％は、喫煙していなければ、がんになっていなかったと推測されます。喫煙は他の疾患の原因にもなりますし、受動喫煙で他人にも影響があることを考えると、「禁煙」は、すべての人に強く推奨されます。

「感染」では、肝炎ウイルス感染が肝炎のリスクを上げ、ピロリ菌感染が胃がんのリスクを上げるほか、ヒトパピローマウイルス（ＨＰＶ）感染が子宮頸がんなどの原因になっていることも確実です。がん患者さんのうち、男性で23％、女性で18％は、これらの「感染」がなければがんになっていなかったと推測されます。ＨＰＶワクチンは、今も様々な議論があり、日本では接種率が低いままですが、ＨＰＶ感染が原因となるがんを防ぐためには、若いうちにきちんと接種しておくことが重要です。

一方で、「食事」については、塩分摂取が多いと胃がんになりやすく、肉（加工肉や赤肉）摂取が多いと大腸がんになりやすく、野菜や果物の摂取が少ないと胃がんや食道がんになりやすいといった可能性が指摘されていますが、いずれも、確実なものではありません。

塩分摂取については、がん患者さんのうち、男性で2％、女性で1％が、塩分を1日6グラム以下に抑えていたら、がんになっていなかったという推測もありますが、それ以外の食事内容ががんの主原因になっている可能性は、あったとしても低いと考えられます。

がんは一つの原因で説明することは困難

がんというのは、多くの要因が積み重なって生じるので、一つの原因で説明することは困難です。普通に生活していても、誰もががんになりうるのであって、「がんにならない完ぺきな食生活」なんていうのはありませんし、「食生活のせいで、がんになったのではないか」と思っている患者さんの大部分は、本当に食事のせいでがんになった（がんになりにくい食事をしていれば避けられた）わけではなさそうです。

がんを発症していない人が、がんにならないように予防するのと、がんの患者さんが、がんになったあとの生活習慣を変えるのとは別の話ではありますが、前項でも書いたように、がんになったあとの食生活を変えることで、がんの経過が変わるという明確な根拠はありません。

「努力してもしょうがない」ということを言いたいのではなく、「食事と病気を結びつける必要はなく、純粋に食事を楽しめばよい」ということをお伝えしたいのです。

食事内容を気にしすぎるのは、ストレスにもなります。「ストレス」というのは客観的には評価しにくいため、がんとの因果関係を明確に示すことは難しいのですが、その可能性はありそうです。そういう意味でも、食事を純粋に楽しむことは、人生においても、病気と向き合うことにおいても、プラスになるはずです。

病気というのは、人生の中の一部分にすぎません。病気を中心に考えて、その中に食事を位置づけるのではなく、「自分らしく生きる」ことを中心に考えて、その中に食事を位置づけるとよいのではないかと思います。

「○○がなければがんになっていなかったと推測される割合」については、次の文献を参照しました。
Inoue M, et al: Ann Oncol 23:1362-1369, 2012
Inoue M, et al: Global Health & Medicine 4:26-36, 2022

Q がんに効くというサプリメントをもらいましたが、飲んでもいいですか？

サプリメントや健康食品に関する質問もよく受けます。

「がんに効く」とされていたり、なんとなく「体にいい」と思われていたりするわけですが、科学的な根拠は乏しいものがほとんどです。それでも、多くのがん患者さんが何らかのサプリメントや健康食品を使っています。

患者さんの思いは様々です。

「知人がこれでがんを克服したので、私もそれを信じて取り組んでいます」

「効果があると信じているわけではないですが、もしかしたらいいことがあるかも、という気持ちで飲んでいます」

「がんのために何かをしている、という安心感はあります」

「まわりから強く勧められて、断りきれずに……」

担当医に怒られ、こっそり使う患者さんも

担当医に相談したら怒られた、という話もよく聞きます。「そんなもの、効くわけがない」「すぐに全部やめなさい」「どうしてもやりたいなら、ここでは治療できない」

頭ごなしに否定されてしまって、でも、やめる気持ちにはなれず、担当医にバレないように、こっそり使っている患者さんもおられるようです。実際、担当医に申告して使っている患者さんよりも、申告せずに使っている患者さんが多くいると推測されています。

サプリメントや健康食品はあまり害がないと思われがちですが、ときに、肝臓障害などの副作用が生じることがあります。血液検査で肝臓の数値が急に上昇して、患者さんに尋ねてみたら、「実は、健康食品を使い始めたところでした」というのは、よくあることです。

このような健康被害もあり、がん治療の効果に影響することもありますので、医療者としては、きちんと使用状況を把握しておきたいところなのですが、こっそり使われてしまうことが多く、頭を悩ませているわけです。そんな悩みを背景に、素直に申告した患者さんに対して、怒りをあらわにする医療者もいて、患者さんと医療者の溝がさらに深まるという悪循環に陥っています。

「わらにもすがる思い」で高価な健康食品購入

しかし、サプリメントや健康食品の売り上げは確実に伸びています。命にかかわることなので、高価であっても、生活費を切り詰めてでも……と思う患者さんが多いようで、多額のお金が健康食品につぎこまれています。

サプリメントや健康食品を扱う業者としては、患者さんの弱みにつけこんで、不安をあおればあおるほどお金がもうかるので、あの手この手を使って、巧みな広告を展開しているわけです。「わらにもすがる思い」の患者さんに、「これにつかまるといい」と言って、助けにはならない「わら」を高いお金で売りつけているという構図です。

患者さん自身が、「何かをしなければいけない」と思うだけでなく、家族や親戚や知人など、まわりの人たちも、「何かをしてあげなければいけない」と考えがちです。がんになったことが知られた途端に、健康食品を勧める電話がかかってきたり、「ぜひこれを使って」と現物が送られてきたり、という話はよく聞きます。

勧める方に悪気はなく、純粋に患者さんのためを思ってそうしているのでしょうが、患者さんには負担になることもあるようです。担当医に聞いたら「そんなの使うな」と言われるし、善意を無にするわけにはいかないし……。サプリメントや健康食品は、けっこう根深い問題です。

本人の考えを尊重しつつ、プラス面、マイナス面を説明

以下、私から患者さんへの説明のしかたを紹介します。

サプリメントや健康食品について話すときは、まず、患者さん自身がどのように考えているのかをうかがいます。問いつめるようなことはせず、どんなことでも語ってもらえるような雰囲気を大事にします。

本人がサプリメントや健康食品の効果を強く信じているわけではない場合は、それを使うことによるプラス面とマイナス面をご説明します。不安がやわらぐというプラス面はあるとしても、「がんに効く」という効果は証明されていないこと。健康被害や標準治療への影響、そして、お金がかかるというマイナス面があること。それらを冷静に考えると、使わない方がよく、どうせお金をかけるのであれば、味気のない健康食品よりも、おいしいごちそうを楽しんだ方がよいのではないか、とお話しします。

まわりから勧められているけど、本人があまり乗り気ではないという場合は、「担当医から強く止められた」ということを口実に、お気持ちには感謝しつつ、きっぱりと断ることをお勧めしています。使うとしても、自分で納得して使うことが重要で、

他人に忖度《そんたく》して使うというのは、好ましくありません。

がんにかかる前から使っている場合や、「がんに効く」という理由以外で使っている場合は、それがプラスになっていると実感できているのであれば、「そのまま使っていいですよ」とお伝えします。使うことで元気になれるのであれば、それはプラスだと思います。

ただ、効果が実感できていなかったり、味がまずかったり、服用するのも苦痛だったり、という話があれば、そんなに無理せず、もっとおいしいものを食べた方がよいのではないですか、とお話しします。

本当にいいと実感できる、安価なもの一つくらいなら

「がんに効く」と信じて使っている場合や、使おうと考えている場合は、その健康食品の内容や、患者さんの思いをうかがいます。健康被害の発生する頻度が高いものや、高価なものについては、マイナス面が上回る可能性が高いことを説明しますが、頭ごなしに否定はしません。もし使った方が安心できるのであれば、費用や負担のあまりかからないものを一つくらいは試してみてもよいのではないか、とお話しします。

不安にかられている患者さんの中には、広告を見たり、人から勧められたりするた

びに、あれもこれもと手を出してしまう方もおられ、それにつけこむ業者もいるようです。そんな場合には、本当にいいと実感できる、安価なもの一つに絞って使った方がいいとご説明します。高価なものの方が効果がありそうに思いがちですが、サプリメントや健康食品に関しては、高価なものの方が「あやしい」と思った方がよさそうです。

「健康食品なんて効果がない」と否定するのは簡単ですが、それだけでは、患者さんの不安は解消しません。わらにすがろうとする不安な気持ちを受け止めつつ、「わらにすがらなくても大丈夫」という気持ちになれるような医療が必要で、そんな医療をみんなで考えていく必要があると思っています。

がん患者も運動した方がいいのでしょうか？

がん患者さんから、運動についての質問をよく受けます。

「がんがあっても、治療中でも、運動してよいのでしょうか？」

「運動した方が、がんの再発予防になるのでしょうか？」

「運動しなければいけませんか？」

がん患者さんの病状や体調もいろいろですし、運動への考え方もいろいろですので、一律にこうすべき、という答えはありません。「運動してもいいですか？」なのか、「運動しないとダメですか？」なのか、質問のしかたにも気持ちは表れていますが、私は、そんな気持ちも汲み取りながら、こう答えます。

「気分よく過ごすことが一番です。楽しく運動できて、運動後の疲労も心地よく感じられるなら、好きなだけ体を動かすといいと思いますよ。

でも、体を動かすのもしんどくて、ぐったりしてしまうようだったら無理はしない方がいいでしょう。そもそも、体を動かすのに医者の許可なんていらないので、私に聞くよりも、むしろ、自分の体の声に耳を傾ける方がいいかもしれませんね」

運動好きの方であれば、どんな運動をしたいのかうかがって、スポーツ談議になったりします。ちなみに、私は、学生時代はボート部で激しく運動していましたが、今は、通勤の自転車でも息を切らしているくらいです。

ほどよい運動は「体によい」として厚労省も推奨

通勤など、日常生活上の体の動きを「生活活動」、日常生活以外のスポーツなどを「運動」と呼び、この2つをあわせて「身体活動」と呼ぶのが、厚生労働省の定義です。「健康づくりのための身体活動基準2013」では、18～64歳の方に、歩行またはそれと同程度以上の「身体活動」を毎日60分、息が弾み汗をかく程度の「運動」を毎週60分行うことを推奨しています。身体活動を増やすことによって、心血管疾患や糖尿病などの生活習慣病を減らせるほか、がんになるリスクも減らせる可能性が示唆されています。ほどよく体を動かすことは、確かに「体によい」ようです。

がんサバイバーも身体活動で体力向上、QOL改善

がんを経験した方を、「がんサバイバー」と呼びますが、がんサバイバーに対して、

身体活動が勧められるのかどうかについても、数多くの研究が行われています。

現在、国立がん研究センターの研究班で、「がんサバイバーシップガイドライン」の作成が進められていて、その第1弾となる「身体活動編」が、2023年に公表予定です。私もこの研究班の一員としてガイドラインづくりに携わっているのですが、研究班で、身体活動に関する世界中の論文を検索したところ、がん治療を終えたがんサバイバーを、「身体活動を促進する群」と「特別な介入をしない群」にランダムに振り分け、生活の質（QOL）や体力を比較した研究（ランダム化比較試験）が、約400件あることがわかりました。

10人のメンバーで400以上の論文を読み、統合解析を行って、身体活動に関する推奨をまとめているところですが、身体活動を促進することで、体力が向上し、QOLが改善する傾向が見られていて、がんサバイバーの身体活動を考える際の参考になりそうです。

ただ、身体活動の促進が、がんの再発や生存率に影響するかどうかを調べた研究は少なく、それを評価するのは困難でした。がんのことを気にして無理に体を動かすというのではなく、気分よく過ごすために、ほどよく体を動かすというのが大事かと思います。

「エクササイズ・オンコロジー（運動腫瘍学）」の誕生

　このガイドラインづくりもきっかけとなり、「運動（エクササイズ）」と「がん」のかかわりを考える新しい学問分野が立ち上がりました。その名は、「エクササイズ・オンコロジー（運動腫瘍学）」です。

　運動によってがんを予防できるか、がん患者が運動することで生活の質（ＱＯＬ）を改善できるか、がん治療中の運動で副作用を軽減できるか、がんサバイバーが運動すると身体的・精神的によい影響があるか、などを研究する学問です。現在、私たちのチームでは、乳がんサバイバーの方にご協力いただき、３か月間の運動プログラムを実施するグループと、実施しないグループに分けて、症状や体力などの変化を見るランダム化比較試験を行っています。これらの研究を通じて、がん患者やがんサバイバーの皆さんのためになるような運動のあり方を考えられたら、と思っています。

　私は、日本がんサポーティブケア学会に「エクササイズ・オンコロジーワーキンググループ」を設置するなど、この新しい動きにかかわっているのですが、運動生理学の専門家、がんの専門家、リハビリの専門家、患者さんなど、多くの方が関心を持ってくださり、いろいろな取り組みが始まっていますので、今後の展開が楽しみです。

医者に聞く前に、自分の体の声に耳を傾ける

がんがあるから、あるいは、抗がん剤治療中だから、運動は控えなければいけない、ということはなく、明らかに体調や症状が悪化するということでもない限り、好きな運動をしても大丈夫です。

運動でも食事でも、私からのアドバイスはいつも一緒です。

「体にいい（悪い）とか、がんにいい（悪い）という視点で、運動するかしないかを考えたり、食卓を眺めたりするのではなく、運動や食事を純粋に楽しむのがよいと思います。

心地よく運動し、おいしく食べ、自分らしく過ごすことが大切です。

がんがあるから、あるいは、治療中だからという理由で、やってはいけない、ということはほとんどありませんので、体調がよければ、今まで通り、なんでも好きなことをやってください」

「○○してもよいでしょうか？」という質問は、医者に聞くよりも、まず、自分の体に聞くようにしましょう。そして、体がＯＫと言っているなら、どうぞそれを楽しんでください。

第2章

がん治療の悩みや疑問に答えます

Q 診察室で病気や治療に関係ないことを話してもいいんですか？

外来の診察は、時間が限られています。その限られた時間の中で、病気のことや治療方針をお話しして、患者さんから気になる症状や治療の副作用をお聞きして、対策を考えて、電子カルテに記載して、薬を処方して、次の外来を予約して……といったことをこなさなければいけません。そんな状況ですので、診察室では、患者さんも医者も、緊張して身構えていることが多いと思います。待合室でお待たせしている患者さんがたくさんいる状況では、医者の側はさらに焦ってしまいます。

患者さんはそんな空気を敏感に察知して、余計なことを話して診察の時間を長引かせては申し訳ない……と考えられる方が多いようです。

でも、そんな状況だからこそ、診察時の「雑談」は必要なんです。

「時間がないから、必要なことだけ、急ぎのことだけを能率よくこなす」というのは理にかなった考え方かもしれませんが、どこかにひずみを生んでいるように思います。

「気になる症状はあるけど、これくらいならガマンできるし、担当医も忙しそうだから言わなくていいかな」

「この治療のこと、なんとなく不安があって、もう少し話を聞きたいのだけど、時間もなさそうだし、受けちゃえばいいかな」

などといったことが積み重なって、副作用や不安が増幅し、医者への不信感につながったり、治療がうまくいかなくなったりすることがあるかもしれません。

能率重視で心の余裕をなくしてしまうのは、患者さんにとっても、医者にとっても好ましいことではなく、長い目で見ると、医療の能率を下げているように思うのです。

雑談で生まれる心の余裕　安心感や症状緩和に

やっぱり、患者さんにも医者にも心の余裕が必要です。

「こんなことしゃべっていいのかな」と思うようなことも自然に話せて、それを受け止めてもらえる、というのは、安心感や症状緩和につながります。

「ここにちょっと違和感があるのですが……」

「その症状は、この治療の副作用としてよくあるもので、心配ありませんよ。つらいようであれば、お薬を出しましょうか？」

「安心しました。つらくはないので、薬はなくて大丈夫です」

「わかりました。もし症状が強くなるようなら教えてくださいね」

このわずかな会話があるかないかで、その後の治療経過が違ってくるかもしれません。

そして、このような心の余裕を生むのが、雑談です。家族の話、仕事の話、旅行の話、好きなスポーツやドラマの話、道端で見つけた草花のこと、日常生活で楽しかったことなど、いろいろあります。そんな話が患者さんの口から自然にポロッと出てくると、私もうれしくなります。

ゆっくり話し込むわけにはいきませんが、短い会話の中で、「私も◯◯が好きなんですよ」なんて返したり、盛り上がることもよくあります。毎回診察の最後に、共通の趣味について近況を報告し合う間柄の患者さんもいます。

雑談を通して治療目標が具体的になることも

外来診療に臨む医者も、実は、張り詰めた空気の中で緊張しています。そんな医者の気持ちをほぐすためにも、雑談は有効なはずです。忙しそうな担当医にも、診察の際に何かひとこと、自分の趣味の話をしてみたり、病気以外のことについても聞いてみたりしてはどうでしょうか。

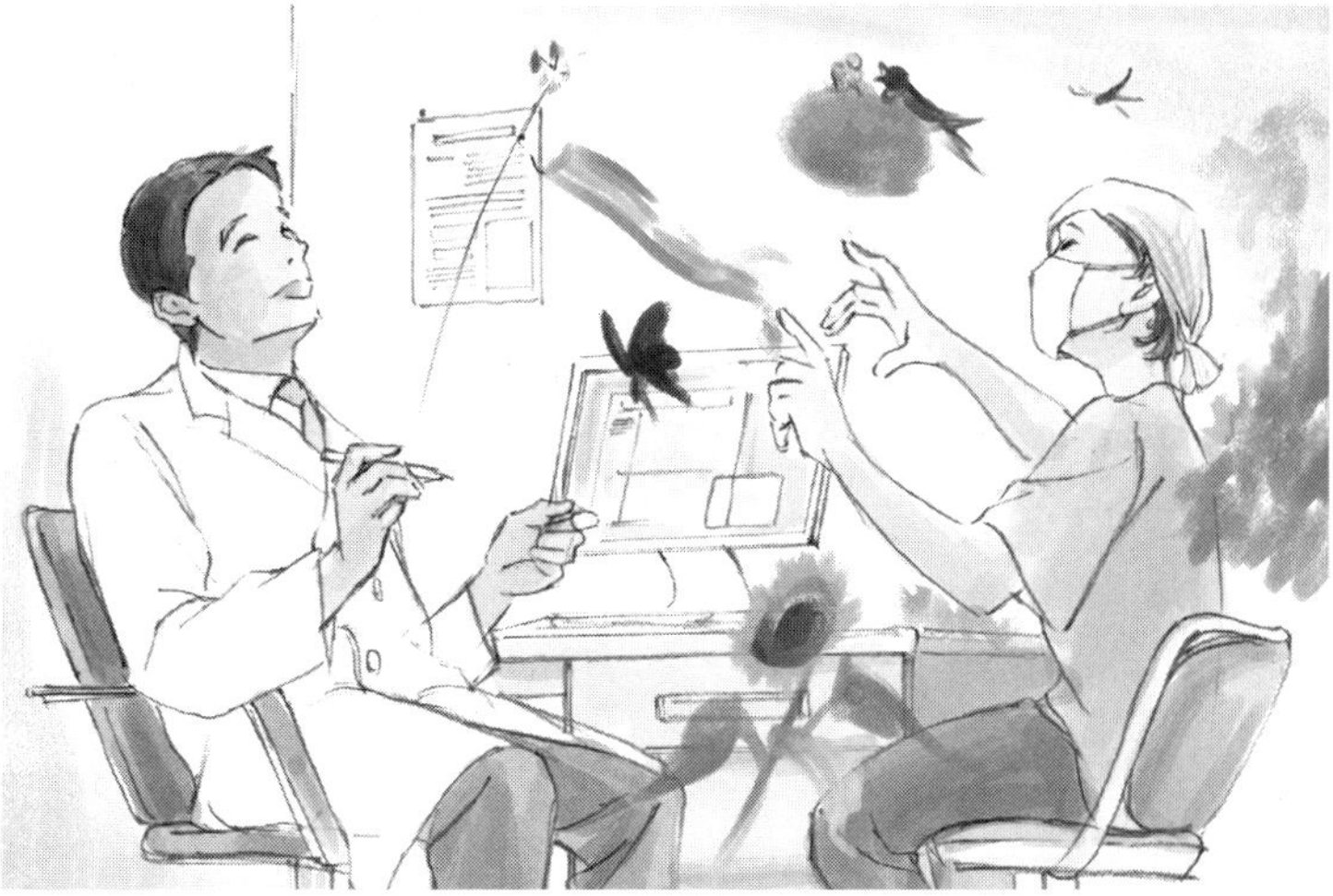

　雑談が直接治療に役立つこともあります。雑談の中で、生活上困っていることが浮かび上がってきて、その対策につながることもあります。また、患者さんが大切にしているものを知ることで、治療の目標がより具体的になるというのも大きな利点です。

「治療のために大事な予定をあきらめる」と考えてしまう患者さんもおられますが、私は、大事な予定があれば、できる限りそれを優先します。

「治療のために生きているわけじゃなくて、自分らしく生きるために治療しているのだから、○○のために治療スケジュールを調整するのは当然のことですよ」とお伝えします。

私はこれからも、雑談が自然にできる雰囲気を大切にしていきたいと思っています。

Q

治療の選択に迷っています。セカンドオピニオンは受けた方がよいのですか？

かかっている病院とは違う医療機関の医師の意見を聞くことを、セカンドオピニオンと呼びます。がんの患者さんは、検査や治療などの種類が多く、複数の選択肢を提示されて迷うような場合も、比較的多いように思います。もし、今受けている検査や治療について、他の医師の見解を聞きたいという場合は、セカンドオピニオン外来を受診することも考えてみるとよいでしょう。

自分の病状や治療方針を理解しておく

セカンドオピニオンを受ける際には、自分の病状や治療方針についてある程度理解していることが重要で、そのためには、担当医ときちんと話し合い、見解を聞いておく必要があります。担当医の見解が「ファーストオピニオン」であって、それを理解した上で「セカンドオピニオン」を聞くことに意味があります。

したがって、もし担当医の説明で十分に納得できて、治療方針を選択できるのであれば、セカンドオピニオンは受けなくても大丈夫です。もちろん、「ファーストオピニオンで納得できているけれど、その納得感をより確実なものにしたい」ということでセカンドオピニオンを受けることも可能です。

担当医から、別の病院でのセカンドオピニオン外来受診を勧められる場合もあるでしょう。私自身も、勧めることはよくあります。ファーストオピニオンに自信がないというよりも、異なる視点から説明をしてもらうことが、患者さんには納得できる選択につながると期待しているわけです。

担当医とのコミュニケーションに問題があることも

担当医との相性が悪くて、言いたいことを伝えられず、納得できる説明も受けられていない、という方もおられます。どちらかというと、そういう状況でセカンドオピニオンを求めるケースの方が多いかもしれません。セカンドオピニオンを聞きに行きたいと申し出たら、担当医の機嫌が悪くなってしまったという話もよく聞きます。

担当医に聞けないことを、代わりにセカンドオピニオン外来で聞くというのは、あまり望ましい状況とはいえません。しかし、セカンドオピニオンを考えていると申し出ることによって、担当医とのコミュニケーションを取り戻せたりするのであれば、それもよいことかと思います。

がんの治療は担当医との二人三脚で、患者さんが十分に納得した上で、患者さん自身が主体的に治療に取り組むのが理想です。それができそうにないのであれば、担当医の変更や転院も検討する必要があるのかもしれません。

ただ、セカンドオピニオンはあくまでも意見を聞くということであって、転院を前提に受けるものではありません。確かに、セカンドオピニオン外来を受診される方の中には、転院希望の方もおられます。しかし、医療機関によっては、セカンドオピニオン経由の転院は受け付けていないところもありますので、注意が必要です。

また、セカンドオピニオンは保険診療ではなく、自費診療になりますので、その費用等もあらかじめ確認しておく必要があります。

「もう使える薬はない」と医師に言われて…

私は週に3～5件程度、セカンドオピニオン外来の患者さんを診ています。最近は画面越しに面談する「オンラインセカンドオピニオン」を行うこともあります。1件あたり1時間程度お話しするわけですが、相談に来られる患者さんご本人やご家族の方は、迷っていたり、思い詰めていたり、わらにもすがる思いだったり、いろいろな思いを抱えていますので、こちらも相応の心構えで向き合うことになります。

セカンドオピニオンのパターンは様々ですが、腫瘍内科医の私が対応するのは、主に「がん薬物療法」についてのセカンドオピニオンです。術後の抗がん剤をやるべきか、進行がんに対してどのような薬剤を使うべきか、といった質問にお答えしています。

一番多いのは、「進行がんに対して、標準的な薬物療法を行ってきたが、担当医から、『もう使える薬はない』と言われてしまった」というご相談です。切羽詰まった気持ちで、「何でもいいので使える薬を教えてほしい」と懇願されます。

今は、がん薬物療法の種類も増えていますので、「使える薬」の選択肢を提示するのは難しいことではありません。「『遺伝子パネル検査』というのを受けたら、あなたのがんに特別な遺伝子の特徴が見つかって、特別な薬が使えるかもしれませんよ」なんていう説明をすることもできます。でも、そのような説明をするだけのセカンドオピニオンだったら、研修医でもできることです。私は、がん薬物療法の専門家として、セカンドオピニオンでお伝えすべきポイントは、そんなことではないと考えています。

「使える薬」についての選択肢を一通り説明した上で、あるいは、その説明をする前に、「何のために薬を使うのか」を考えます。

「薬を使うことで、何を目指したいのでしょうか？」

「その目標に逆行するとしても、薬を使いたいのでしょうか？」

といったことを問いかけ、そして、

「薬を使うことが目的なのではなく、薬というのは、目的に近づくための道具です」

「薬を使うことよりも大切なことがあるのではないでしょうか」

とお話しします。

「どのように生きていきたいか」という視点

「とにかく薬を！」という思いに駆られた患者さんに、「期待されているのとは違う対応」をしているわけですので、ご批判もあるかもしれません。しかし、わらにもすがる思いの患者さんに、「これにすがるといいですよ」と言って、わらを渡すようなことは、私にはできません。

「そんなことを聞きたくてセカンドオピニオンを受けたわけじゃない」と不満を述べられる患者さんもいますが、「ずっと追い詰められた感じでしたが、話を聞けて、気持ちがラクになりました」と言ってくださる患者さんもいます。

がんという病気とともに生き、様々な治療に取り組むには、「どのように生きていきたいか」という視点が欠かせません。こちらの考えを押しつけるつもりはないのですが、私のセカンドオピニオンが、患者さんが本来の視点を取り戻すきっかけとなればば……と思っています。

進行がんの患者さんに限らず、がん薬物療法のセカンドオピニオンの際には、治療の選択肢を示すだけでなく、

① まず、治療目標を考え、担当医や身近な人たちと共有する
② 治療目標に照らして、治療がプラスになるのかマイナスになるのか、バランスを考える
③ 担当医と率直に話し合って、納得できる治療方針を選択する

この3点が重要だとお伝えしています。

患者さんの状況にもよりますが、これからの医療を納得して受けるために、セカンドオピニオン外来受診も一つの選択肢として考えてみるのがよいでしょう。

腫瘍内科医とは、どのようなことをしているのですか？

腫瘍内科医は「がんを診る内科医」です。外科医が手術をし、放射線科医が放射線治療を行うのに対して、腫瘍内科医は、抗がん剤、ホルモン療法、分子標的治療、免疫療法などの「がん薬物療法」を担当します。以前は外科医が全体の治療方針を決め、使用する抗がん剤を決めるのが一般的でした。しかし、がん薬物療法は日々進歩し、様々な薬が使われるようになっていて、それとともに副作用管理も複雑になっていますので、薬物療法を専門とする腫瘍内科医が担うのが理想です。

がんを治すために薬物療法を行う場合がありますが、体全体にがんが広がっている場合には、どんな治療を行っても、がんを治すことは困難です。腫瘍内科医は、そういう「治らない」がんを抱えている患者さんを多く診ています。

しかし、がん治療を受けている方で、腫瘍内科医にかかっているケースは、必ずしも多くありません。現在、日本臨床腫瘍学会が、腫瘍内科の専門医である「がん薬物療法専門医」の認定を行っていますが、２０２３年４月現在の専門医数は、全国で1

693人です。年間約100万人が新たにがんと診断され、年間約38万人ががんで亡くなっている中、それに対応すべき腫瘍内科医が1693人しかいないというのは、まだまだ不足していると言わざるをえません。

納得できる治療を受けられているかが重要

腫瘍内科医が不足している中で、がん薬物療法を担当しているのは、主に、外科系の医師です。もともと日本では、外科系の医師ががん診療全般を担ってきた歴史があり、1人の担当医が、診断から、手術、がん薬物療法、緩和ケアまで、すべてを担うのは珍しいことではありません。本書を読んでくださっている患者さんの中にも、外科系の医師のもとでがん薬物療法を受けているという方は多いと思います。

腫瘍内科医がいて、がん薬物療法を担当してくれるのが理想ではありますが、腫瘍内科医がいるかどうかよりも、医療者ときちんとコミュニケーションがとれて、治療目標を共有できていて、納得できる治療を受けられていることの方が重要です。腫瘍内科医がいなかったとしても、担当医から十分な説明があり、納得して治療を受けていて、困ったことに適切に対応してもらえているのであれば、そのまま治療を受けていて問題ありません。

セカンドオピニオンを腫瘍内科医に求める方法も

日本では、診断からずっと1人の医師が担当し続けてくれることに安心感を抱く患者さんも多く、このスタイルが日本の医療の特徴でもありました。外科系の医師のオールマイティーな能力が、日本のがん医療を支えてきたともいえます。

ただ、がん薬物療法が進歩し、多様になる中で、外科系の医師が手術の合間に薬物療法も手がけることは、容易ではなくなってきました。これからの時代は、「外科系の医師には手術に専念してもらい、腫瘍内科医が薬物療法を担う」という役割分担をする方が、より適切ながん医療ができるはずです。

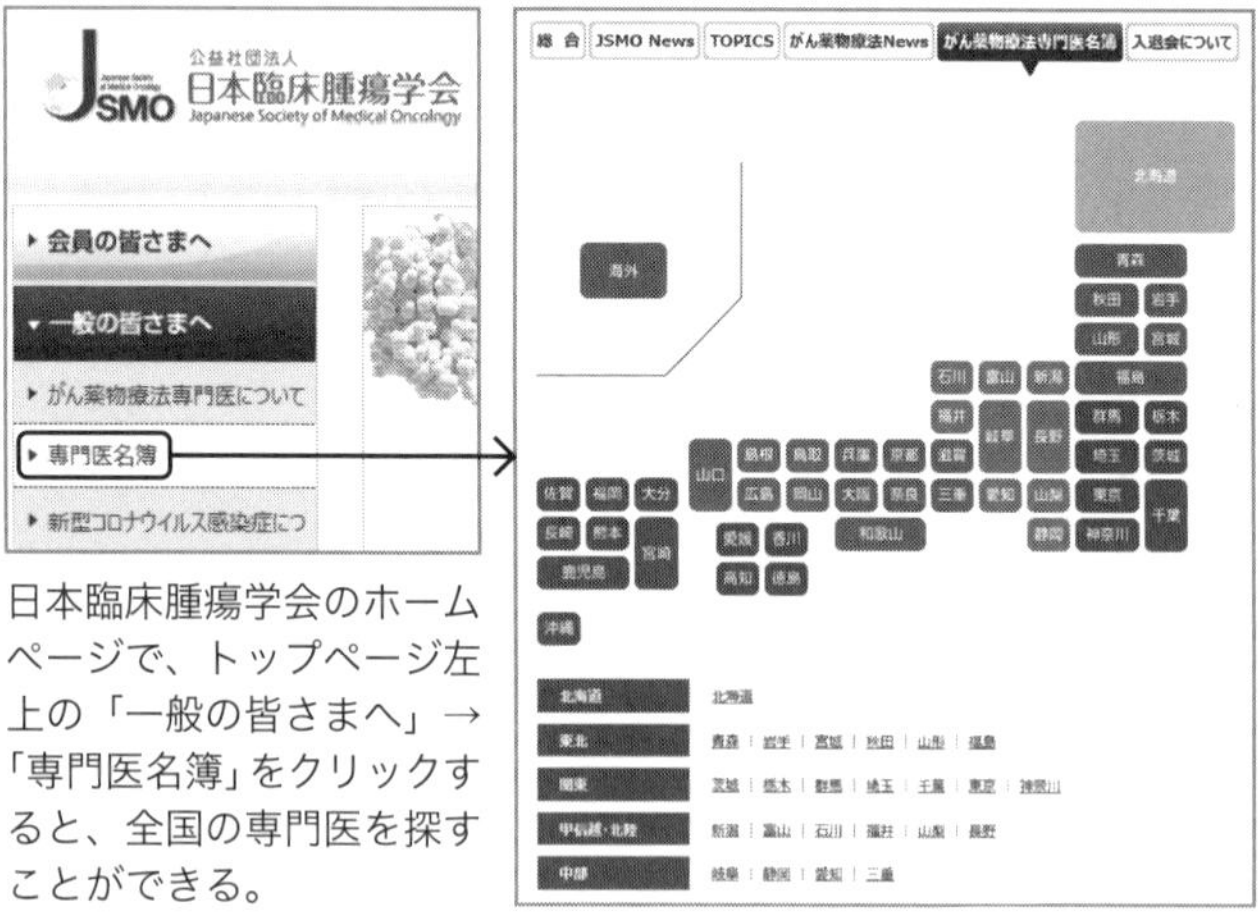

日本臨床腫瘍学会のホームページで、トップページ左上の「一般の皆さまへ」→「専門医名簿」をクリックすると、全国の専門医を探すことができる。

もし、納得できる説明が受けられなかったり、治療に不安を感じていたりして、腫瘍内科医の意見を聞きたいということであれば、近隣の病院にいる腫瘍内科医を調べて、セカンドオピニオンなどの形で意見を求めてみるという方法もあります。がん薬物療法専門医のリストは、日本臨床腫瘍学会のホームページ（https://www.jsmo.or.jp/）で公開されていますので、ご確認ください。最近は、直接、病院を受診することなく、インターネットを用いてオンラインでのセカンドオピニオンを行っている病院もありますので、近隣でなくても、セカンドオピニオン受診は可能です。

身近に腫瘍内科医がいる世の中にしたい

がん薬物療法専門医の制度ができて、最初の専門医47人が認定されたのは、2006年のことでした。腫瘍内科の必要性がマスメディアでも取り上げられ始めた頃で、「たった47人しかいない腫瘍内科医」として、「四十七士」とも呼ばれました。私自身ががん薬物療法専門医となったのは翌07年ですが、そのとき認定されたのは79人。以来、毎年100人前後が新たに認定され、23年には約1700人となりました。当初に比べれば専門医の数もだいぶ増え、世の中での腫瘍内科の認知度も少しずつ高まってきました。それでもまだ日本中、津々浦々で身近な存在になっているとは言えない状況です。

私は、日本臨床腫瘍学会の「専門医部会長」として、日本全体の腫瘍内科医育成に取り組んでいます。日本中で患者さんが待っているわけですので、患者さんの役に立つ、本物の腫瘍内科医をたくさん育てることが、私の使命です。

今は、数少ない腫瘍内科医を、病院同士で取り合うような状況が生まれていますが、これからは、病院や大学などの間で、腫瘍内科医の育成を競い合うような状況にしていく必要があると考えています。

現在、全国に400以上の「がん診療連携拠点病院」が指定され、各地域の高度ながん医療を担うことになっています。この指定を受けるには、「がん薬物療法に携わる専門的な知識及び技能を有する常勤の医師を1人以上配置する」という要件が定められているのですが、がん薬物療法専門医が1人もいない「がん診療連携拠点病院」も多くあるのが現状です。

なんとかこの現状を改善し、腫瘍内科医を必要とする患者さんのために、身近に腫瘍内科医がいて、気楽に相談できるような世の中にしていきたいと考えています。

Q

がんの術後経過観察中に腫瘍マーカーの数値が上がって心配です。

早期がんに対する手術や手術前後の薬物療法を終えて、あるいは術後薬物療法を受けながら、経過観察のために定期的に病院に通っている方は多くおられます。

術後経過観察で何を観察するのかというと、体調をお聞きしたり、手術後の傷の具合を診たり、局所再発の有無を確認したりします。局所再発というのは、がんがあった部位か、その付近に再びがんが見つかることです。たとえば乳がんの場合、局所再発の有無を確認するために、乳房・胸壁や脇の下の触診、マンモグラフィー検査などを行います。

さらに、経過観察のために、血液検査や、CTなどの画像検査が行われることもあります。血液検査では一般的な項目のほかに、CEA、CA15‐3、CA19‐9などの腫瘍マーカーと呼ばれる項目が測定されることがあります。腫瘍マーカーは体の中のがんの存在やその勢いを表します。経過観察中にこの腫瘍マーカーの数値が上がってきた場合には、がんの再発が疑われます。

腫瘍マーカーや胸部・腹部のCT検査で見つけようとしているのは、局所再発というよりは、遠隔転移です。

局所再発の場合は、再び根治を目指す治療を行うことが多いのですが、離れた場所までがんが広がった遠隔転移の場合は、根治は困難です。

前立腺がんのPSAや、卵巣がんのCA125のように、早期がんや局所再発でも、数値が上昇する腫瘍マーカーもありますが、ほとんどの腫瘍マーカーでは、局所再発で異常値となることはありません。

つまり、がんの再発によって腫瘍マーカーが高くなっているとすれば、それなりに遠隔転移が広がっていることを意味します。

しかし、腫瘍マーカーというのはそれほど正確なものではなく、がんとは関係なく上昇すること（偽陽性）もよくあります。

経過観察で腫瘍マーカーは測らない方がよい

経過観察の採血検査で腫瘍マーカーが高かった場合は、遠隔転移が生じている可能性が考えられます。そのため、CT検査やPET検査などで、全身を調べることになります。

ここで遠隔転移が見つかれば、「症状のない遠隔転移を早く見つけた」ということになります。しかし、遠隔転移が見つからなかった場合は、「偽陽性」であった可能性が考えられます。

仮に遠隔転移が見つかった場合は、根治は難しいので、「がんとうまく長くつきあう」ことを目標として、主に抗がん剤などの薬物療法を行うことになります。でも、遠隔転移を早く見つけて、早く薬物療法を開始するのがよいかというと、そうではないのです。

過去に行われた乳がんなどの臨床試験で、検査を繰り返し行うグループと、症状がない限り特に検査を行わないグループとを比較したものがあります。その結果、どちらのグループも、命の長さに違いはなかったと報告されています。

つまり、早く見つけて早く治療したからといって、症状が出てから検査や治療を行った場合に比べて、その後の経過がよくなるわけではないということです。「症状のない遠隔転移」を早期発見・早期治療する意義は乏しい、というのが結論で、遠隔転移を早期発見するために腫瘍マーカーを測る必要もないということになります。

腫瘍マーカーは、ある程度、遠隔転移が広がってから上昇するものです。逆にいえば、腫瘍マーカーが正常であっても、それだけで遠隔転移がないことの証明にはならないということです。

一方で、異常はないのに腫瘍マーカーが高くなる「偽陽性」の場合には、大きな不利益があります。腫瘍マーカーが異常だと言われて不安になり、CT検査やPET検査などを受けることになり、その結果を待つ間も不安で、「検査で異常は見つからなかったので安心してください」と言われたあとも、不安は払拭されず、悶々《もんもん》と過ごされる方もおられます。

そんな患者さんをたくさん診てきた立場からすると、私は、経過観察で腫瘍マーカーは測らない方がよいと思っています。経過観察で受診するたびに血液検査を受けて、その結果をドキドキしながら聞くという方も多いと思いますが、検査の意義について、担当医と話し合ってみるのがよいでしょう。

遠隔転移には当てはまらない「早期発見・早期治療」

遠隔転移を早く見つける意義はあまりないと書きましたが、その根拠となる臨床試験は古いものですので、検査の精度も上がり、薬物療法も進歩した今の状況であれば、結果が違ってくる可能性はあります。

実は現在、乳がん術後の経過観察として、局所再発のチェック、および1年に1回だけの腫瘍マーカー検査を行う「標準的経過観察グループ」と、3か月ごとの腫瘍マーカー検査と、6か月ごとの全身画像検査（胸腹部CT、頭部MRI、PETなど）を行う「集中的経過観察グループ」とを比較する、大規模な臨床試験（JCOG1204）が日本で行われており、1000人を超える乳がん患者さんが登録されました。

この臨床試験の結果は2027年頃に発表される予定で、それによっては、腫瘍マーカーや画像検査を頻繁に行った方がよいということになるかもしれません。

試験の結果を早く知りたいところですが、現状では、「症状がないのであれば、遠隔転移を見つけるための検査はあまり行う必要がない」というのが、基本的な考え方です。

「早期発見・早期治療」は、早期がんに対しては意味がありますが、遠隔転移に対しては当てはまりません。遠隔転移を早く見つけて、すぐに治療を開始するといっても、診断できるような遠隔転移がある時点で、根治は困難です。

CTで見つかるような1センチのしこりには、約10億個のがん細胞が集まっており、そのような遠隔転移が複数あって、初めて腫瘍マーカーが上昇します。

つまり、腫瘍マーカーが上昇するずっと前から遠隔転移の種はまかれていて、芽が生え始めているということです。

「できるだけ早期に治療を開始する」ということを突き詰めて考えると、遠隔転移が見つかるのを待ってから治療を開始するのではなく、最初の手術の前後、遠隔転移が確認できないうちに薬物療法を行ってしまうのがよい、ということになります。それこそが、「術前後薬物療法」の考え方です。

基本的に治ったものと思って経過観察を

手術や術前後薬物療法を受けたあとの患者さんに対する私のアドバイスは、以下のようになります。

「すでに、遠隔転移を防ぐためにやるべきことはすべてやっているわけですから、あまり思い悩むことなく、基本的に治ったものと思って、その後の経過観察を受けるとよいでしょう。病院に来るときだけ病気のことを思い出し、それ以外のときは病気のことを忘れているくらいが理想です。

気になる症状があれば担当医に伝え、どうしても心配であれば、安心のために検査を受けることを相談しましょう。症状がないのであれば、遠隔転移を見つけるための検査は必要ありません。腫瘍マーカーも測る必要はありません。もし腫瘍マーカー検査を受けているのであれば、その必要性について、担当医と話し合ってみましょう。

　腫瘍マーカーの数値が上がっていて心配ということであれば、ＣＴなどの検査を受けることになるでしょうが、それで明らかな遠隔転移が見つからなければ、あまり心配しすぎず、その後の経過観察を受けていれば大丈夫です」

　医者によっても考え方はいろいろで、腫瘍マーカー検査についても意見が分かれています。また、現在日本で行われている臨床試験の結果によっては、世界中の標準的な考え方が変わる可能性もあります。

　どちらが正しいというよりも、術後の経過観察を受けている「がんサバイバー」の方一人ひとりが、検査を受けることのプラス面とマイナス面を考え、納得して検査を受ける（受けない）ことが重要なのだと思っています。

抗がん剤治療中に腫瘍マーカーの数値が上がってきました。もうダメなのでしょうか？

腫瘍マーカーは、血液検査で測定できる数値で、体の中のがんの存在や、その勢いを表すとされます。CEAやCA19-9など様々ながんで使われるものから、前立腺がんのPSA、卵巣がんのCA125、乳がんのCA15-3など、特定のがんで使われるものまで、数多くの腫瘍マーカーがあります。

日本では、この腫瘍マーカーの測定が盛んに行われていて、いわば「腫瘍マーカー大国」です。ただし、これは必ずしも好ましい状況ではありません。検査を受けてしまったために、不利益をこうむっている方もたくさんおられます。「検査できるならついでに」と安易に測定するのではなく、そのプラス面とマイナス面をよく理解した上で、検査を受けるかどうかを判断する必要があります。

腫瘍マーカーの検査が行われるのは、主に次の3つの場面です。

①がん検診（がんの早期発見）

②早期がん手術後の経過観察（再発の早期発見）
③進行がんの診断や治療効果判定

私は①や②の場面では、基本的に、腫瘍マーカー測定はしない方がよいと思っています。腫瘍マーカーを測定する意味があるとしたら③の場面で、今回お話しするのは、こうした場合でのことです。

数値の変動に一喜一憂する患者さん

遠隔転移のある進行がんでは、腫瘍マーカーの数値が高くなっていることが多く、体全体のがんの勢いを反映していると考えられます。抗がん剤などの薬物療法を行って、数値が下がれば「効いている」、数値が上がれば「効いていない」と判断できます。腫瘍マーカーは1か月に1回の測定が可能ですので、毎月測定しながら治療が行われることが多いようです。

腫瘍マーカーは、明確な数字で示されるため、とてもわかりやすい指標ですが、それゆえに安易に使われすぎているように思います。腫瘍マーカーの変動に一喜一憂してしまう患者さんや、診察の際に、何よりもまず腫瘍マーカーの数値を聞きたがるような患者さんもおられます。

多くの患者さんが、自分の運命を左右するものであるかのように、この数値を気にしているわけですが、実際のところ、それほどの意味があるものなのでしょうか。

まず治療する「効果」とは何かというと、それは「治療目標」に近づくことです。進行がんの場合、患者さん一人ひとりの状況や価値観によって、治療目標もいろいろありえますが、「いい状態で長生きすること」というのが、多くの方にとっての目標となるでしょう。

では、「腫瘍マーカーを下げること」は、究極の目標となりえるでしょうか。「いい状態で長生き」ができなかったとしても、「腫瘍マーカーを下げること」に意味があるのか……と考えてみると、やはり、究極の目標とはいえないと思います。腫瘍マーカーの値がどうであれ、「いい状態で長生きできること」の方が重要なはずです。

最も重視すべき効果の指標は何か？

ＣＴなどの画像検査で効果判定を行うことはよくありますが、だからといって、「がんを小さくすること」も、究極の目標とはいえません。ただ、治療によってがんが小さくなっていれば、「いい状態で長生き」につながる可能性が高いと考えられており、効果判定の指標として広く使われています。

がんが小さくなれば、「治療が効いている」として継続し、がんが大きくなれば、「治療が効いていない」として中止するというのが、一般的な考え方です。「いい状態で長生き」のうち、「長生き」については、治療中に判定することはできませんが、「長生き」の代わりの指標として、「がんの大きさ」を見るというやり方が浸透しているわけです。

腫瘍マーカーも「長生き」の代わりの指標として使えるかもしれませんが、その意義ははっきりしていません。「がんの大きさ」が「長生き」の代わりの指標だとすれば、腫瘍マーカーは、「代わりの代わり」の指標程度のもので、「真の効果」からはほど遠いのです。また、腫瘍マーカーはがんの勢いと関係なく変動することもあり、惑わされてしまうこともしばしばです。

ですから、そのような限界も知った上で、腫瘍マーカーは、あくまでも効果判定の参考程度と考えるのがよいと思います。

効果判定の指標として、もっと重要なものがあります。それは、「いい状態」であるかどうかです。この指標は、腫瘍マーカーやがんの大きさを見るまでもなく、患者さんの症状をおうかがいすることで判断できます。そして、医者が判断するより前に、患者さん自身が日々感じているものです。

「いい状態」であることは、「長生き」につながることもわかっていますので、治療効果を判断する上で、最も重視すべき指標といえます。

効果の指標を、重視すべき順番に並べると、次のようになります。

①症状（いい状態であるか）
②画像検査（がんの大きさや広がり）
③腫瘍マーカー

薬物療法を行うとき、私は患者さんにもこの順番を説明し、症状の変化こそが最も重要な効果判定の指標なのだとお伝えします。そして、「がんの症状でも、治療の副作用でも、気になる変化があれば医療者に伝えてほしい」とお話しします。

医者にとって、患者さんの主観的な訴えに耳を傾けるよりも、画像検査や腫瘍マーカーの客観的な結果を確認する方が楽なので、どうしても症状の変化を軽視しがちです。

患者さんは治療の副作用でぐったりとしているというのに、そんな患者さんの方は見ずに、電子カルテの腫瘍マーカーの数字だけを見て、「よく効いていますね」と告げる医者もいます。そういう状態でも、本当に「効いている」、すなわち、治療目標に近づけているといえるのか、患者さんも、医療者も、よく考える必要があります。

腫瘍マーカーを下げるために治療しているのではない

もちろん、腫瘍マーカーが治療効果の参考になることはあり、私も多くの患者さんで、薬物療法中に測定しています。でも、その変動に一喜一憂してしまう患者さんには、腫瘍マーカーよりも画像検査の方が正確であり、さらに、それらの検査よりも症状の変化がもっと重要であることをお伝えします。

症状や画像検査の結果が落ち着いているのであれば、腫瘍マーカーの多少の変動を気にする必要はありません。明らかな上昇があるときは、画像検査を早めることはありますが、画像検査での変化を確認せずに治療方針を変更することはありません。

あまりに腫瘍マーカーが気になってしまう患者さんには、ご相談して、測定しないようにすることもあります。

数字で表される腫瘍マーカーは、わかりやすい一方で、人を惑わせやすいものでもあります。「いくつ以上になると危険」というものでもなく、たかが検査上の数字にすぎません。

そのような数字に気をもむよりも、「今受けている治療が、自分にとってプラスになっているのか、マイナスになっているのか」という実際の感覚を医療者に伝えることの方が大切です。

「腫瘍マーカーが上がってきたら、もうダメなのでしょうか？」というご質問に対しては、「腫瘍マーカーだけで、そのように思い詰める必要はありません」というのが回答になります。

腫瘍マーカーを下げるために治療しているわけではありません。腫瘍マーカーよりも大事な指標に基づいて、冷静に判断することが重要です。どんなに検査技術が進歩しようとも、やはり、患者さんの症状を第一に考えるべきだと私は思っています。

Q

術後化学療法を終えましたが、再発が不安です。何かできることはないでしょうか？

乳がん、胃がん、大腸がん、肺がんなどでは、手術でがんを取り切ったあとに、抗がん剤を投与する「術後化学療法」を行うことがあります。

検査で確認できる病変が、最初にできたしこり（原発巣）と周辺のリンパ節にとどまっている場合は「切除可能」ということになり、根治を目指して手術を行いますが、手術をしたあとも、検査では確認できないような、目には見えないがん細胞が体を巡っている可能性があり、これが種となって、遠隔転移（再発）が生じると考えられています。全身に広がっているかもしれないがん細胞を抑え、再発を防ぐために行うのが「術後化学療法」です。

再発の可能性や、術後化学療法の効果は、状況によって様々ですが、患者さんは化学療法を受ける前に、「化学療法を行わない場合の再発率は30％くらい。化学療法を受けた場合は、それを20％くらいに下げられます」というような説明を受けます。化学療法によって再発を免れる方がいる一方で、化学療法を受けても再発する方もいます。

がんの種類や状況によって標準治療が決まっていますが、点滴の抗がん剤を3～6か月、あるいは、飲み薬の抗がん剤を6～12か月、というのが一般的です。

化学療法からの「卒業」は一つの区切り

化学療法には、脱毛、吐き気、手足のしびれなどの副作用があり、つらい思いをしながら治療を受けますので、予定された期間の治療を終えるときは、達成感もあり、ホッとするところです。脱毛や手足のしびれ、皮膚・爪の変化などは、しばらく残ることもあるので、そのケアは続きます。それでも、術後化学療法をやり遂げるというのは一つの区切りであり、「卒業」という表現を使うこともあります。

「これで化学療法も卒業ですね。副作用もつらかったと思いますが、よく頑張りました。お疲れさまでした」

ただ、卒業して副作用が抜けても、気分が晴れないという方がおられます。

「化学療法中は、副作用を乗り切るためにいろいろと工夫を重ねて、早く化学療法が終わってほしいと願っていましたが、いざやり遂げてみると、再発の不安がのしかかってきました。治療を受けているときは、再発予防のために取り組んでいる実感があり、そもそも、不安を感じる余裕もなかったのですが、治療を終えてからは、再発のことばかり考えてしまいます。何かできることはないでしょうか」

治ったものと考えて、今まで通りの生活を

このような不安を訴える方には、私はこうお話しします。

「現時点で最善と考えられる治療をやり遂げたわけですので、さらに何かをしなければ、と思う必要はありません。副作用もつらかったと思いますが、頑張った分、効果は得られているはずです。やるべきことはやったわけですので、基本的に治ったものと考えて、今まで通りの生活を取り戻し、これからの人生を歩んでいくのがいいと思います。

ちまたでは、再発を防ぐために食事に気をつけるべきとか、サプリメントをとるべきとか、運動を頑張るべきなど、いろんなことがいわれています。しかし、これまでにもお話しした通り、食事や運動はがんの再発と結びつけたりしないで、純粋に楽しむのがよいでしょう。

この先、再発の可能性はゼロではありませんが、他の病気になる可能性も、交通事故に遭う可能性もゼロではありません。すべての人がそういうリスクの中で生きてい

るわけです。けれど、毎日リスクばかりを考えて、悶々と過ごしている人はあまり多くありません。がんを患ったからといって、数あるリスクの中で、再発のリスクだけを過剰に気にするのは、バランスを欠いているのかもしれません」

再発の不安と向き合うための3つのアドバイス

ただ、このように説明しても、再発の不安というのは、容易には拭い去ることはできません。人間というのは何かを考えないようにしようと思えば思うほど、かえってそのことばかり余計に考えてしまうものです。これは「シロクマ実験」と呼ばれる心理学の有名な実験でも証明されています。

がん研有明病院の腫瘍精神科部長でいつも私の相談に乗ってくれ、『がんで不安なあなたに読んでほしい。自分らしく生きるためのQ＆A』（ビジネス社）という著書もある清水研先生は、再発の不安と向き合うために、次の3つをアドバイスしています。

①自分の努力で避けられないことはそのまま受け止める
②過度に見積もりがちなリスクを正確に知る

③不安が強くなる状況や、やわらぐ状況を客観視する

①は、やるべきことをやったあとは、考えすぎずに、「天命を待つ」ということです。治療からの「卒業」は、気持ちに整理をつけるよい機会なのかもしれません。

②は、再発率などの情報をある程度知った上で、それを冷静に客観視して、過剰に考えすぎないということです。前述の通り、がんの種類や状況によって、再発率は様々ですので、担当医ときちんと話し合うことも重要です。

③は、不安が増すときの行動や、不安がまぎれるときの行動を知るということで、「不安日記」をつけるという方法もあるようです。不安がまぎれるような行動を増やすのも有効ですし、不安が増すときも、その原因を客観視できれば、うまくやり過ごせるかもしれません。

「腰が痛くなった」とか、「皮膚に湿疹が出た」とか、誰にでも起きるようなちょっとした症状を、再発の兆候ではないかと考えてしまう方も多くおられます。でも、そのような症状のほとんどは再発とは関係ありません。がんと結びつけなければ、あまり気にならない程度の症状は気にせず放っておいて大丈夫です。

不安日記（週間活動記録表）		
時間　月日	6/8（月曜）	6/9（火曜）
8：00	起床（40）	起床（40）
9：00～10：00	朝食（30）	朝食（30）
10：00～11：00	掃除・洗濯（30）	掃除（30）
11：00～12：00		友人と食事・買い物（20）
12：00～13：00	昼食（30）	
13：00～14：00	テレビ（40）	
14：00～15：00	ネットサーフィン（70）	
15：00～16：00	休憩（80）	
16：00～17：00	買い物（30）	
17：00～18：00	夕食の用意（30）	夕食の用意（30）
18：00～19：00	夕食（30）	夕食（30）
19：00～20：00	テレビ（40）	テレビ（40）
20：00～21：00	入浴（30）	入浴（30）
21：00～22：00	読書（30）	就寝
22：00	就寝	

「不安日記」は専門用語で「週間活動記録表」といいます。ある行動をしている間、自分がどれだけ不安を感じていたかを記録するもので、カッコ内の数字が不安の強さです。この例では、ネットサーフィンでがんの情報を見ることや、何もしないでいるときに不安が強くなっているため、それらを減らしていくようにします。様々なインターネットのサイトで、使用法も含めて紹介されています。参考にしてみてください。

　生きている以上、毎日ちょっとした体調の変化はあって当然です。もし、どうしても気になってしまうようであれば、担当医に相談して、安心のために検査してみてもよいかもしれません。

　また、どうしても不安が強くて悶々としているというような方には、抗不安薬などのお薬が有効なこともあります。いろいろな方法がありますので、担当医や医療スタッフにご相談ください。

再発することは絶望ではない

そしてもう一つ、お伝えしたいことがあります。「再発することは絶望ではない」ということです。

再発しないようにできる限りのことをする、という説明のもと、頑張って治療を受けてきたわけですので、多くの患者さんは、「再発は何としても避けるべきもの」「再発したら絶望」というイメージを抱いています。そんなイメージを持ちながら実際に再発した場合のショックは、相当なものとなります。

でも、再発したあとでも、できることはたくさんあります。むしろ、そのために医療があるといっても過言ではありません。遠隔転移があるということは、そこからがんをゼロにすること(根治)を目指すのは難しいわけですが、「がんとうまく長くつきあう」ことを目指して、様々な治療やケアを行っていくことになります。再発しないに越したことはありませんが、再発したとしても、「自分らしく生きる」という目標に何ら変わりはありません。

「がんサバイバー」ってどういう意味？

がんを経験しながら生きていらっしゃる方のことを「がんサバイバー」といいます。

私も作成にかかわっている「がんサバイバーシップガイドライン」（国立がん研究センター編）では、「がんサバイバーシップ」を、「がんの状態によらず、がんと診断されたあとのすべての経験」と定義し、「がんの診断を受けた人は、その瞬間から生涯にわたって、がんサバイバーである。家族、友人、ケアにあたる人々も、当人のサバイバーシップ体験から強い影響を受けるため、がんサバイバーに含まれる」としています。

治療を終えたあとも悩みや不安が

がんは、日本人の2人に1人が生涯のうちに一度は経験する病気で、本人ががんを経験した「がんサバイバー」は、日本に約700万人いると推計されています。がん経験者の家族や友人も含めるのであれば、誰もが「がんサバイバー」であるといっても過言ではありません。

「がんサバイバー」のうち、現在治療を受けている方が「がん患者」です。早期がんで何らかの治療を受けた患者さんは、その治療を終えたところで「がん患者」を卒業することになります。

早期がんの術後化学療法をやり終えた患者さんには、次のようにお話しします。

「これでご卒業ですね。治療はつらかったと思いますが、きちんとやりとげました。再発の可能性はゼロではありませんが、やるべきことはやったわけですので、これからは、がんのことは考えすぎず、自分らしく過ごしていくのがよいと思います。今後は、『がん患者』ではなく、『がんサバイバー』として、新たな人生を歩んでいってくださいね」

がん治療を終えたがんサバイバーの方々にも、悩みや不安はたくさんあります。治療の後遺症がずっと続いたり、再発の不安があったり、元通りの生活には戻れなかったりと、様々な問題を抱えています。「がん患者」を卒業したとしても、「がんサバイバー」は、身体的、精神的、社会的に、適切なケアを必要とします。

広がるがんサバイバーシップケア

最近は、がんサバイバーシップケアとして、様々な取り組みが活発に行われていますす。がん研有明病院では、以前から様々な部署で多様な取り組みが行われてきましたが、2021年5月に、それらの取り組みを病院全体で促進するように、組織改編がなされました。がん患者やがんサバイバーの支援を担当する新しい部署として、「患者・家族支援部」ができ、私がその責任者となりました。「心のケア」「就労などの社会的支援」「がん患者の家族のケア」「思春期・若年成人（AYA世代）患者のケア」「アピアランス（外見）のケア」「妊孕《にんよう》性温存支援（妊娠出産のサポート）」「リンパ浮腫のケア」「皮膚、人工肛門・人工膀胱、排泄のケア」など多岐にわたる取り組みを行っています。

冒頭で紹介した「がんサバイバーシップガイドライン」のプロジェクトでは、がんサバイバーに関して方向性を示していくべき重要な課題として、「二次がん、がん再発、転移」「かかりつけ医とがん専門医の連携」「身体活動」「食と栄養」「禁煙」「ワクチン接種」「心血管系への影響」「気持ちのつらさ」「睡眠障害」「痛み・しびれ」「就労」の11項目を抽出した上で、それぞれに関するガイドラインづくりを進めています。

がん患者やがんサバイバーが増加する中で、医療として、社会として、できることを考えていこうという機運が高まっているといえます。

がんの影響を受けていない人はほとんどいない

「がん患者」を卒業して「がんサバイバー」になると書きましたが、治療をずっと続けている進行がんの患者さんには、違和感がある表現だったかもしれません。「私は一生『がん患者』を卒業できないんですね」という声も聞こえてきそうです。言葉を定義することは、このような区別を生みがちですが、「がんサバイバー」というのは、治療を続けるがん患者さんにとっても、支えになる概念だと私は思っています。

がん治療を受けていてもいなくても、がんを経験したことのあるすべての人が、「がんサバイバー」です。「がんサバイバー」は、「がん患者」と区別されるものではなく、「がん患者」を含む広い概念です。

治療というのは、がんとともに生きるための道具の一つですので、それを使っているかどうかで、呼び方を区別するのもおかしな話です。どんな病状であっても、どんな治療を受けていようとも、すべての「がんサバイバー」に対して、一人ひとりの状況に応じて、きめ細やかなケアがなされることが重要です。

さらにいえば、「がんサバイバー」とそうでない人の境目も、実はあいまいです。今はがんと診断されていない方でも、体の中にはがん細胞が発生している可能性はそれなりにありますし、家族や友人も含めて考えれば、がんという病気の影響を受けていない人はほとんどいないでしょう。

私は「がんサバイバー」という言葉が広まることによって、「がんサバイバー」が区別されて特別扱いされるというのではなく、がんという病気が、すべての人にとって身近に感じられるようになる効果の方が大きいと思っています。

病気が人生のすべてではない

日本ではがんという病気が忌み嫌われ、患者さんの多くが、がんを患っていることを隠そうとします。病気そのものに加えて、社会に広まっているイメージが患者さんを苦しめているともいえます。残念ながら、がん患者やがんサバイバーが社会で差別されてしまうといった現実もあります。

しかし、がんという病気がありふれたものであり、実際にがんサバイバーが身の回りでも普通に生活し、社会を支えていることが理解されれば、誰にでも過ごしやすい社会になっていくのではないかと思います。

そのためにも、「がんサバイバー」の概念が広まり、がんサバイバーであることが自然に話題に出て、自然に受け止められるような文化を醸成していくことが大事です。

「がん患者」を含む大きい概念が「がんサバイバー」で、「がんサバイバー」を含む、さらに大きい概念が「人間」です。「がんサバイバー」というのは、「がん患者」よりも、「人間」そのものに近づいた概念といえます。

そもそも治療や病気というのは、人生の一部にすぎないもので、それによってレッテルを貼られたり、それが人生のすべてだと思い込んだりするのは適切なことではありません。「がんサバイバー」について考えることは、がんから少し離れて、「人間」としての視点を取り戻すきっかけにもなるはずです。

がんがあってもなくても、がん治療を受けていてもいなくても、すべての人間が自分らしく生きていける社会を目指して、皆さんとともに、「がんサバイバーシップケア」に取り組んでいきたいと思っています。

日本のがん治療は海外より遅れているんですか？

多くの方が、「米国やヨーロッパでは日本よりも医療が進んでいて、より素晴らしい治療を受けられるはず」というイメージを持っているようです。「日本ではこの程度の医療しか受けられずに残念」「アメリカに行けば、もっといい薬を使えるんですよね」という声を聞くこともあります。

でも、日本の医療が欧米と比べて遅れているかというと、けっしてそんなことはありません。医療制度や文化などいろいろな違いはありますが、少なくとも、今の日本で受けることのできる治療の内容が、海外と比べて劣ることはありません。むしろ、日本の医療が他の国々よりも優れている点はたくさんあります。

かつてはドラッグラグが問題視されたが…

かつては、「欧米で使える薬が日本で使えない」とか、「欧米で承認されてから日本で承認されるまでにラグ（遅れ）がある」といった「ドラッグラグ」が問題視されていました。たとえば、現在はHER2陽性乳がんに対して欠かせない薬となっている「ハーセプチン」は、米国で承認されたのが1998年ですが、日本で承認されたのは2001年でした。若かりし頃の私は、この話題の新薬をなんとしても患者さんに使ってあげたいと考え、承認前に、米国から自己輸入して使っていたこともありました。また、「ゼローダ」という内服抗がん剤は日本で生まれた薬なのに、米国で承認されたのが1998年、日本で承認されたのは2003年でした。この薬も、私は自己輸入して使っていました。

まだ承認されていない薬剤を自己輸入して使うというのは、今の時代では許されないことですが、当時は、やむにやまれずそこまでしてしまうほど、ドラッグラグがあったということです。

最近は、有望な新薬については、日本も早い段階から開発に参加していることが多くなっています。そのため、承認のタイミングにわずかなズレはあるにしても、日本が常に遅れていることはありません。少なくとも、世界的に標準とされる治療薬が使えないことは、ほぼありません。実際、今現在、私が自己輸入してでも使いたいと思うような薬は、一つもありません。一部の薬で、日本人での副作用が強くて、日本での開発が中止されたものがあったり、逆に、日本を含む一部の国でしか使えない薬もあったりと、国ごとに使える薬の種類は異なりますが、「海外で使えるのに日本では使えない」と残念がるような薬は、ほとんどないといえます。

ゼローダもそうですが、日本で生まれたがん治療薬は数多くあります。2018年に本庶佑《ほんじょたすく》氏がノーベル生理学・医学賞を受賞して話題となった、免疫チェックポイント阻害薬の「オプジーボ」や、最近注目を集めている、HER2陽性の乳がんや胃がんの新薬「エンハーツ」も、日本生まれです。

これらの薬剤は、実際に患者さんに使用して、その有効性や安全性を確かめる臨床試験でも日本が貢献し、世界の標準治療となっています。

遅れをとっているのは臨床試験の実施体制

ただ、日本の臨床試験の実施体制や基盤整備については、欧米に比べて遅れをとっています。今は、世界全体で行われる臨床試験に日本も混ぜてもらって、なんとか追いつきながら開発を進めている状況です。

今後は、臨床試験でも日本が世界をリードしていく必要があります。私は、日本を代表する臨床試験グループの一つ、西日本がん研究機構（ＷＪＯＧ）で乳腺グループの代表をしていますが、われわれ臨床現場の医師が中心となり、患者さんの声も聞きながら、世界規模の臨床試験を主導していくのが目標です。国民全体で臨床試験に自然に取り組めるような文化も醸成できたら、と思っています。

新薬の開発や臨床試験の基盤整備など、医学研究に投じられる研究費は米国の方が多く、日本の研究環境は恵まれているとはいえないのが現実です。それでも、日本の医学研究は十分に世界に貢献してきました。臨床腫瘍学の国際学会でも、日本からの重要な発表は増えつつあり、存在感を示しています。

国民皆保険で誰もが最先端の治療を受けられる

まだまだ課題はあり、これからも努力していく必要はありますが、少なくとも、臨床現場で行える治療については、海外に遅れをとっていることはありません。日本で保険診療として受けられる「標準治療」が、世界最先端の医療だといって間違いありません。

しかも、日本では国民皆保険制度を中心とする医療制度が確立していて、誰もが保険診療を普通に受けられます。最近のがんの治療は高額の費用がかかることが多いのですが、一定額以上の自己負担はしなくてすむ「高額療養費制度」もあり、どんな高額の治療でも、必要であれば誰でも受けられるようになっています。

米国では、高額の治療を受けられるのは富裕層に限られてしまう現実がありますので、こうした医療制度の側面も考えれば、日本は世界的にも進んだ国といえるでしょう。

では、お金をつぎ込めば米国の方が素晴らしい治療を受けられるかというと、そういうわけでもありません。日本で普通に保険診療を受けるのと、さほど変わらないはずです。米国に移住しなくても、高いお金を払わなくても、「今ここで普通に受けられる医療」をうまく活用するのが一番だと、私は考えています。

日本と海外の比較だけでなく、地方と都会でも話は同じです。「東京で治療を受けたい」と、遠くから東京の病院に来られる患者さんもおられますが、あまり望ましい状況とは思えません。日本では、津々浦々、保険診療で標準治療が受けられる医療機

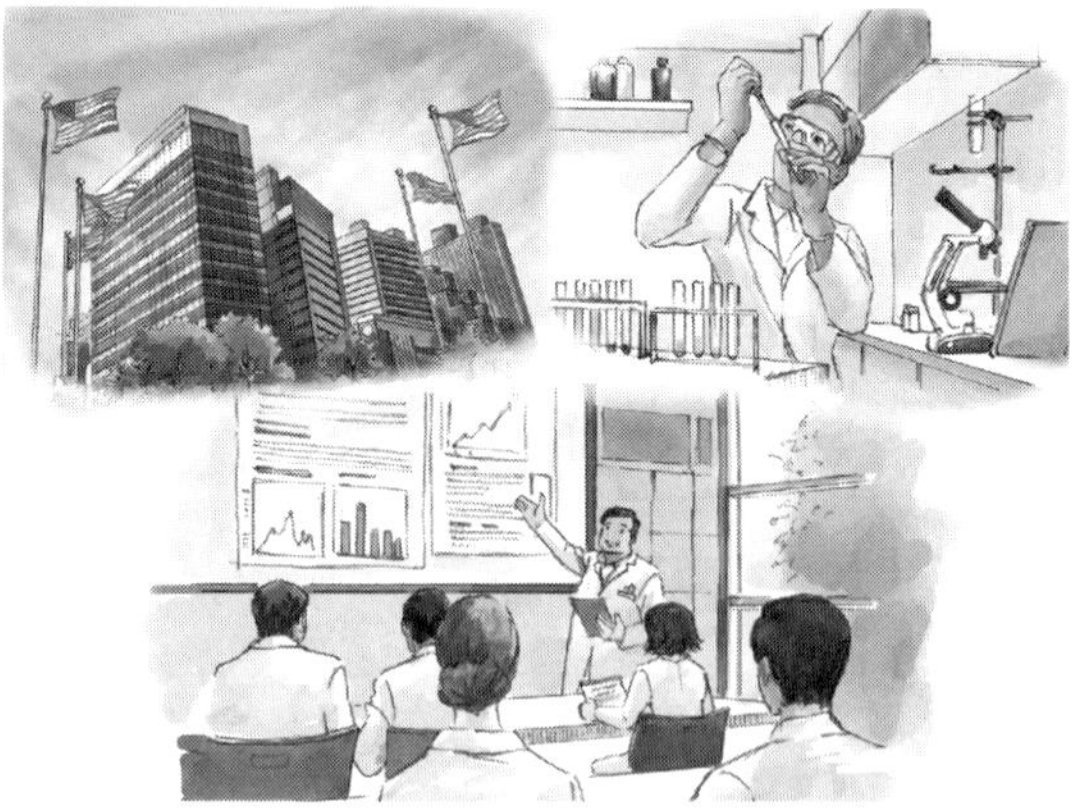

関があります。わざわざ東京で治療を受けなくても、住み慣れた場所で、今まで通りの生活を続けながら、家の近くの医療機関で治療を受ける方がよいように思います。

手の届くところにある道具をうまく活用する

米国がいいとか、東京がいいとか、医療のレベルを比較して不全感を抱くよりも、「自分が何を大事にしていきたいか」を考えることの方が、よっぽど重要です。使える道具にはあまり違いはありませんので、今ここにない夢の道具を探し求めるのではなく、手の届くところにある道具をうまく活用して、目標に近づくための治療を組み立てていけばよいのです。まずは、近くの病院を受診し、医療者とじっくり話し合って、今ここで受けることのできる「最善の医療」を手に入れましょう。

Q「がんゲノム医療」という言葉を聞きました。私も受けられますか？

最近、がんの遺伝子情報に基づいて個別の治療を行う「がんゲノム医療」が話題になっています。より広い概念として、「プレシジョン・メディシン」と呼ばれることもあります。「プレシジョン・メディシン」とは、一人ひとりの特徴に合わせて行う個別化した医療のことで、２０１５年に、当時のオバマ米国大統領が演説で使用して以来、広く使われるようになりました。

19年にがん細胞の遺伝子の特徴を網羅的に調べる「遺伝子パネル検査」が保険適用となって以降、この検査を受ける患者さんは増え、「がんゲノム医療」がより身近なものとなりました。テレビや雑誌などで取り上げられることも多くなり、遺伝子パネル検査を受ければ、「がんゲノム医療」「プレシジョン・メディシン」といった夢の治療を受けられるというイメージが広まっています。

特別な治療にたどりつける患者はごく一部

しかし、遺伝子パネル検査の結果に基づいて、特別な治療にたどりつける患者さんはごく一部に限られます。期待が大きい分、がっかりしてしまう患者さんもたくさんおられます。検査の意味と限界を理解した上で、あまり期待しすぎずに受けるのがいいでしょう。

「『がんゲノム医療』や『プレシジョン・メディシン』を私も受けられますか？」という質問に対する私の回答は、こうです。

「条件を満たせば、検査を受けることは可能です。ただ、その結果で特別な治療を受けられる方はごくわずかですので、それに最後の望みをかける、とは考えない方がいいと思います。特別な治療を受けられなかったとしても、残念がる必要はありません。検査結果がどうであれ、がんの特徴やあなたの価値観に基づいて最適な治療を行っていくことに変わりはありませんし、それが『真のプレシジョン・メディシン』です」

標準治療を一通り受けた固形がん患者が対象

保険が適用される遺伝子パネル検査は、FoundationOne CDx（ファンデーションワン）とNCCオンコパネルです。そして、保険適用の対象となるのは、標準治療が確立されていない固形がん、あるいは、標準治療が終了となった固形がんの患者さんです。

固形がんというのは、血液がん以外のほとんどのがんのことです。「標準治療が終了となった」をどう解釈するかは難しいところですが、そのがんについて確立している標準的な薬物療法を一通り行っていれば対象となります。他にも条件がありますので、詳細は担当医にお尋ねください。

遺伝子パネル検査は、すべての医療機関で受けられるわけではなく、「がんゲノム医療拠点病院」か「がんゲノム医療連携病院」を受診する必要があります。

検査には、がんの組織が必要で、手術で切除されたものや、診断目的の「生検」で採取されたものが用いられます。何年も前のがんの組織を検査に出すことも可能ですが、正確な検査のためには比較的新しい方がよいとされていて、新たに生検を行うこともあります。最近、FoundationOne Liquid CDx（ファンデーションワン・リキッド）も保険適用となりましたが、これは、がんの組織ではなく、血液中に漂っているがん細胞から検査を行うもので、手術や生検ではなく、採血検査のみで検査が可能です。

患者さんにとっては負担が小さく、朗報といえますが、その有用性などについては、今後検討していく必要があります。なお、これらの遺伝子パネル検査を保険適用で受けられるのは、原則として1人1回だけです。

「エキスパートパネル」で推奨される治療薬を議論

遺伝子パネル検査の検査結果が出ると、「エキスパートパネル」と呼ばれる会議が開かれ、遺伝の専門家、病理の専門家、腫瘍内科医などが、推奨される治療薬の候補について議論を行います。そして、その検討結果は、担当医から患者さんに説明されます。

治療と関連する遺伝子の特徴が見つかる患者さんは、全体の5割程度です。しかし、すでにわかっているものであったり、特定の治療を強く推奨するものではなかったり、該当する薬が使えなかったりして、何らかの治療に結びつくのは全体の1割程度とされています。

推奨される薬の多くは保険適用外で、それを使用するためには、臨床試験(治験)に参加するなど、何らかの手続きが必要となります。治験は限られた施設でしか行われておらず、参加条件もありますので、参加は容易ではありません。

治験以外の手続きをとるにしても、様々な壁があります。さらに、壁を乗り越えて治療にたどりつけたとしても、その治療が効くとは限りません。つまり、「検査を受けて、遺伝子の特徴が見つかって、それに合った薬が存在して、その薬を使うことができて、それがよく効いた」とうまくいくケースは、極めてまれなのです。

夢のない説明になってしまったかもしれませんが、これが「がんゲノム医療」の現状です。ただ、遺伝子パネル検査が普及することで、多くの患者さんのがんの特徴が明らかになり、治験も多く行われるようになることで、将来的には、より有効なプレシジョン・メディシンにつながることが期待されます。

ですから、自分が今受けられる恩恵は限定的でも、将来の人類に役立つ可能性はあるといえます。そういう発展途上のものだと割り切って検査を受けるという考え方もあるでしょう。

遺伝子パネル検査は「最後のカード」ではない

残された薬の選択肢をトランプのカードのように数えるなら、「遺伝子パネル検査」は、標準治療を使い切ったあとの「最後のカード」というイメージになるようです。

「もう治療法がないと言われ、わらにもすがるような気持ちでセカンドオピニオンを受診したら、『遺伝子パネル検査を受けたらいい』とだけ言われた」という話もよく聞きます。「遺伝子パネル検査の選択肢を示せるようになって、セカンドオピニオンが楽になった」という医師の声もあります。

でも、これでは、おぼれている人にわらを手渡しているようなもので、多くの場合、患者さんを助けることにはつながりません。他の薬と同様に、遺伝子パネル検査も道具の一つであって、それにすがりつくようなものではありません。残された希望のすべてだと思い詰めたりせず、一つの道具として試してみればいいのだと思います。

何か役立つ結果が得られたらそれを活用すればいいし、特別な結果が得られなかったら、「これまでの治療が妥当なものだった」と納得すればいいわけです。特別な治療に結びつかなかったとしても、それで絶望せず、「不要な治療をしなくてすんだ」と思うくらいがいいのかもしれません。

遺伝子パネル検査を受けることで、エキスパートパネルの見解を聞くことができ、それに基づいて担当医と話し合うことができます。特別な治療に結びつかなかったとしても、これまで受けてきた治療の意味を理解できるかもしれませんし、この先の考え方を整理できるかもしれません。「特別な治療」を受けることだけが、「プレシジョン・メディシン」ではないということです。

真のプレシジョン・メディシンとは

「がんゲノム医療」や「プレシジョン・メディシン」は、今後さらに進歩していくでしょう。しかし、現時点で手の届かない「未来の夢の治療」を待ち望むよりも、「今、ここで受けられる治療」を最大限に活用するのが得策です。今ある医療は、これまでの人類の歴史で積み上げられた最高のものですから、その中で「プレシジョン・メディシン」を実践すればよいのです。遺伝子パネル検査が登場する前から、乳がんにおける「ホルモン受容体」や「HER2」、肺がんにおける「EGFR」や「ALK」など、多くのがんで、がんの特徴に基づく治療の使い分けが行われています。これだって立派な「プレシジョン・メディシン」です。

さらに、がんの特徴よりも大事なのが、患者さん一人ひとりの考え方であり、価値観であり、生きる目標です。自分らしく生きられるように、個々の医療を組み立てていくことこそが、真の「プレシジョン・メディシン」といえます。そして、そのために必要なのは、「遺伝子パネル検査」よりも、「患者さんと医療者との語り合い」です。

ぜひ、自分の思いを医療者に語っていただき、ともに「真のプレシジョン・メディシン」を実践していただければ、と思います。

Q メディアで取り上げられた「画期的な新薬」を使いたい。いつまで待てばいいですか？

医学は日々進歩し、新しい薬が次々と開発されています。現在の患者さんは、10年前の患者さんから見れば、奇跡的ともいえる医療を受けているといえます。実際、ここ10年間で、進行がんの患者さんの命の長さは着実に伸びていると報告されています。でも、患者さんは、「素晴らしい医療を受けられて私は幸せだ」と実感できているでしょうか？

もっといい治療が受けられるはず…

私の印象では、今の医療に満足している患者さんよりも、「医学が進歩すれば、もっといい治療が受けられるはずなのに。今はこの程度の治療しか受けられずに残念だ」と思っている患者さんの方が多いように感じます。医学が進歩する一方で、人々の期待は、その進歩よりもさらに先を行ってしまい、現状では満足できなくなっているのかもしれません。

「これだけ科学が進歩しているのに、なぜがんを治せないのか」「最先端技術を使えば、自分の体にできたがんを消し去ることができるはずなのに、なぜ医師はそういう治療法を提示してくれないのか」……進行がんの患者さんの多くは、そのような不全感を抱きながら病気と向き合い、治療を受けています。

テレビ、新聞、雑誌などのメディアは、今受けられる標準的な治療よりも、今はまだ受けられない「夢の治療」を取り上げる傾向があります。その方が視聴者や読者の関心も高く、視聴率や売り上げもよくなるようです。結果として、人々の期待はますますあおられ、「もっといい医療があるはず」というイメージが浸透していくのです。

保険診療である「標準治療」というのは、今ここで受けられる最先端で最高の治療です。しかし、一般的にはそのように受け止められておらず、標準とは「並」であって、そんな不十分な治療よりも、「上」や「特上」の治療を受けたいと思う患者さんが多いようです。

未来への期待と「満たされない気持ち」

未来に期待したい気持ちは自然なものですし、私たちも、よりよい未来の医療をつくるために、日々、研究に取り組んでいるわけですから、その思いは一緒です。

しかし、来るかどうかもわからない未来を基準に考えることは、必ずしも得策ではありません。「もっといい医療があるはず」という思いを抱きながら病気と向き合い、最期を迎えた患者さんもたくさん診てきました。どんなに治療の恩恵を受けていたとしても、そこに残るのは「満たされない気持ち」です。

今できる最善の治療を受け、その恩恵を実感し、「やるべきことをやっている」と納得できれば、心の余裕も生まれ、焦ることなく日々を送ることができると思います。しかし、それを妨げてしまうくらい、「夢の治療」への期待が増幅してしまうようです。「未来を見るよりも現実を見るべき」というのは、夢も希望もない冷たいアドバイスに聞こえるかもしれません。でも、私はそうは思っていません。むしろ、「今ここで受けられる医療」こそ素晴らしいものであって、それを最大限活用することに力を注ぐのが得策ですし、それは誰もが普通に受けられるものなのです。

「今ここにある医療」は10年前の「夢の医療」

「今ここにある医療」は、10年前の患者さんからすれば、「切望しながら手の届かなかった夢の医療」です。まずは、そういう医療を受けられていることに感謝してみるとよいのかもしれません。

今の治療に満足できず、「10年後だったら、もっといい医療を受けられたのに」と思って不全感を抱いている患者さんが多いわけですが、そういう患者さんは、仮にタイムマシンが開発されて10年後にタイムスリップできたとしても、さらに10年後の「もっといい医療」を夢見てしまい、どこまでいっても結局は満足しないのではないかという気がします。「アメリカならもっといい医療を受けられたのに」と思う患者さんが、アメリカに行って治療を受けたとしても、同じことです。

高額の自費診療で行われる、有効性の証明されていない「○○療法」にも似たようなところがあります。多くの場合、効果はほとんどないのですが、「お金を出せば、もっといい治療が受けられるはず」という思いですがりついてしまう患者さんが多くおられます。でも、結局のところ、○○療法を受けたあとに残るのは不全感です。

タイムスリップしなくても、アメリカに移住しなくても、高いお金を払わなくても、「今ここで受けられる医療」に対する見方を少し変えるだけで、不全感を満足感に変えられるはずです。一番手軽な方法ですので、ぜひ試していただきたいと思います。

「画期的な治療」を待つ必要はない

「今受けている治療は不十分なものだけど、もう少し頑張れば、画期的な新薬が出てくるはずだ」という話はよく聞こえてきます。今の治療がうまくいかず、「もう治療法がない」と言われた患者さんに、家族や知人が励ましの言葉として投げかけることも多いようです。

でも、ずっと頑張ってきた患者さんにとって、それは酷な言葉にもなります。

メディアで紹介される「画期的な治療」が、実際に承認されることは多くはなく、もし使えたとしても、効果があるとは限りません。

そのような治療を受けることを目標に頑張るというのは、何かが違うように思います。治療というのは、あくまでも道具の一つにすぎないのであって、それを使うことを目標にすべきではありません。治療を受けるために生きているのではなく、生きるために使う道具の一つが治療です。今ここにある道具をうまく活用していくことが重要で、今ここにない道具に運命をゆだねる必要はありません。

今ここで受けられる医療を最大限活用し、そういう医療を受けられることへの感謝も感じながら、自分らしく過ごしていくのがよいのだと思います。

臨床試験を勧められています。参加した方がよいのでしょうか？

がんの患者さんが治療の説明を受けるとき、「臨床試験」や「治験」の話が出てくることがあります。「人体実験なんか受けたくない」という患者さんもいれば、「とにかく新しい治療を受けたいので、臨床試験に参加したい」という患者さんもいます。臨床試験だからよいとかダメとか決めつけるのではなく、提案された臨床試験の内容をきちんと理解して、冷静に判断することが重要です。本項では、臨床試験を受けるかどうかを判断するポイントを解説します。

新しい治療の有効性と安全性を評価

臨床試験とは、患者さんの同意のもと、治療などの医療行為を、研究計画書で決められた方法で行い、その有効性や安全性などを評価する研究のことです。すでに承認されている治療を用いることもありますが、まだ承認されていない治療を試みる臨床試験もあり、後者は、「治験」と呼ばれます。

臨床試験には、第1相試験から第3相試験までであります。第1相試験では10〜20人程度に治療を行い、安全性を評価し、適切な薬の量を決めます。第2相試験では、ある程度対象を絞って、30〜100人程度に治療を行い、効果や安全性を評価します。第3相試験では、100〜1000人程度の患者さんのご協力を得て、新しい治療と現在の標準治療を比較し、新しい治療が有効であるかを検証します。

新しい薬の候補があるとき、試験管実験や動物実験の後、ヒトを対象とする臨床試験を第1相試験から行っていきます。ただ、すべてが第3相試験に進むわけではなく、第1相試験や第2相試験の段階で開発が中止となるものもたくさんあります。第3相試験に進んだとしても、有効性を示せなければ、薬として承認されないまま消えていきます。

新型コロナウイルスワクチンは、薬の候補がつくられてから、臨床試験が行われ、有効性が示され、世界各国で承認され、世界中の人々に投与されるようになるまで、約1年という異例のスピードで開発されました。しかし、通常の薬の場合は、薬の候補がつくられてから新薬として世の中に出回るまでに、7〜10年程度かかるのが一般的です。

参加する人にもプラスに感じられるべき

現在、国の承認を受け、標準治療として確立している治療はすべて、臨床試験で有効性と安全性が確認されたものです。今その治療を受けられるのは、過去に臨床試験に協力してくださった、世界中の数多くの患者さんのおかげ、ということになります。臨床試験を行うことで医療が進歩してきたわけで、これからも、よりよい医療をつくるために臨床試験を続けていく必要があります。

臨床試験は、未来の医療のために不可欠なわけですが、臨床試験に参加することは、「未来の患者さんのため」というだけでなく、参加する方ご自身にとっても、プラスに感じられるものであるべきです。

もし、臨床試験に参加することで不利益を受けることが明らかであれば、そのような臨床試験を行うことは許されず、倫理審査委員会で却下されます。臨床試験の説明を受けた際には、それが倫理審査委員会で承認されていることを確認するとともに、担当医に「自分が同じ立場だったら、その臨床試験に参加するか」を聞いてみるといいかもしれません。私自身は、「自分が同じ立場だったら当然参加するだろう」と思える臨床試験でなければ、それを患者さんに勧めることはできません。

新薬を使えないのは「はずれ」?

では、臨床試験に参加するメリットとは何でしょうか。それは、「未来の標準治療となるかもしれない新しい治療を受けられること」「安全性への配慮が行き届いたより慎重なケアを受けられること」「未来の医療に貢献できること」などが挙げられます。臨床研究コーディネーター(CRC)がかかわってくれることも重要で、「臨床試験に参加して一番よかったのは、CRCさんがついてくれること」とおっしゃる患者さんもおられます。治験の場合は、薬代などの費用負担が少なくてすむのもメリットといえるかもしれません。

臨床試験に参加するマイナス面としては、「治療や検査のスケジュールがきちんと決められているのを負担に感じること」「新薬の副作用が起きるリスクがあること」などが挙げられます。

多くの第3相試験では、「現在の標準治療(標準治療グループ)」と「現在の標準治療と新薬の併用(新薬併用グループ)」を比較するのですが、この場合、臨床試験に参加する患者さんは、自分の意思でも、担当医の意思でもなく、ランダムにグループに振り分けられて、そのグループの治療を受けることになります(ランダム化比較試験）。

しかも、自分が受ける治療がわかってしまうと結果に影響してしまうため、標準治療グループに入った患者さんには、新薬の代わりに「プラセボ」という偽薬（薬としての作用のないもの）が投与され、２つのグループとも同じ治療を受けているように見せかけて、試験が行われることもあります。くじ引きのような形で治療内容が決められることや、プラセボを使うことに、抵抗を感じる患者さんもおられます。

また、新薬に期待しすぎると、新薬併用グループに入ることが「当たり」で、標準治療グループは「はずれ」と受け止めがちです。

しかし、試験の時点では、新薬を併用した方がよいのかどうかはわかっていないわけですから、どちらかが「当たり」というものではありません。どちらのグループも、標準治療以上の治療は行われますので、現在の標準治療よりも有効性で劣ることはほとんどなく、どちらも「はずれ」ではないといえます。

ともに育みたい臨床試験の文化

「人体実験の実験台にはなりたくない」という患者さんもおられます。実験的な治療という側面がないわけではないのですが、倫理的な配慮は念入りにされていますので、納得できるまで医療者に説明を聞いてみてください。

いったん臨床試験に参加したら、自分の意思に反して、どんなにつらくても無理やり治療が続けられる、というような誤解もあるようですが、そんなことはなく、臨床試験では安全性が重視され、患者さんの意思が尊重されます。

臨床試験の説明を受ける際には、どんなことでも担当医やCRCに尋ねて、懸念を払拭しておくことが重要です。「臨床試験に参加しないとしたら、どのような治療が選択できるのか」「担当医として、臨床試験に参加するメリットをどう考えているのか」ということもぜひ聞いてみてください。コミュニケーションのきっかけにもなるはずです。そして、十分に納得できたら、ぜひ臨床試験に参加してください。担当医やCRCと力を合わせて、治療に取り組んでください。

「臨床試験にとても興味があるのですが、私がかかっている病院ではやっていません」という声もよく聞きます。

臨床試験に興味を持ってくださるのはとてもありがたく、機会があればご参加いただきたいところですが、そういう機会がなかったとしても、残念に思う必要はありません。臨床試験で受ける新しい治療は、未来の標準治療になる可能性はありますが、本当にそうなるかどうかはまだわかりません。臨床試験を受けるために無理して転院しようとするよりも、今かかっている病院で、担当医とよく話し合いながら、現在の標準治療をきちんと受ける方が確実だと思います。

私は、全国規模の臨床試験グループである「西日本がん研究機構（ＷＪＯＧ）」で、乳腺グループの代表を務めています。ＷＪＯＧでは、これまでに数多くの臨床試験を行い、標準治療の確立にも貢献してきました。すべては参加してくださった患者さんのおかげであり、心より感謝しています。よりよいがん医療を切りひらくために、これからも様々な臨床試験に積極的に取り組んでいきたいと考えており、そのためには、患者さんのご協力が欠かせません。

最近は、臨床試験の計画段階から患者さんの声を取り入れることもあり、患者さんと医療者が同じ方向性で取り組むことが重要だと感じています。欧米と比べ、日本では臨床試験の文化が根づいていないともいわれます。しかし、これからは日本も世界の新治療開発をリードできるように、患者さんとともに臨床試験の文化を育んでいければ、と思っています。

第3章

抗がん剤に関する不安を解消する

これから抗がん剤治療が始まります。つらいと聞くので心配です。

がんになったら抗がん剤を使うということは、よく知られています。ただ、つらい副作用をもたらす悪いイメージが先行しているようです。髪の毛が抜けて、ゲーゲーと吐き、食欲もなくなってやせてしまい、ぐったりと横になって過ごしている——というのが典型的なイメージでしょうか。

副作用の出方は、一人ひとり違う

確かに抗がん剤は、世の中に存在する薬剤の中でも副作用が強いのは間違いありません。でも、副作用の出方や程度は、使う抗がん剤によっても違いますし、同じ抗がん剤でも、患者さん一人ひとりで違います。生活に支障が出て仕事を休むことになる方もいますし、普通に生活し、仕事を続けながら抗がん剤治療を続けている方もいます。

副作用をやわらげる「支持療法」も進歩していて、吐き気などは以前よりもだいぶ抑えられるようになっています。見た目（アピアランス）のケアや、気持ちのつらさのケアなども含め、様々な形で、患者さんを支える仕組みもできてきました。

分子標的治療薬や免疫チェックポイント阻害薬とは

副作用が比較的軽い抗がん剤も増えています。抗がん剤とは、狭義では、細胞を無差別に攻撃するような「殺細胞性抗がん剤」を指しますが、広義では、がんを抑えるために用いる薬剤の総称で、「分子標的治療薬」や「免疫チェックポイント阻害薬」や「ホルモン療法」なども含みます。

分子標的治療薬は、がん細胞に特徴的な分子に狙いを定め、がん細胞だけに作用することを意図してつくられた薬剤です。正常細胞も無差別に攻撃してしまう抗がん剤よりも副作用が軽いとされています。体全体の免疫に作用する免疫チェックポイント阻害薬や、ホルモン環境に作用するホルモン療法も、比較的副作用は軽めです。

近年開発されている広義の抗がん剤の主流は、分子標的治療薬や免疫チェックポイント阻害薬ですので、患者さんに比較的やさしい治療が増えていることになります。ただし、分子標的治療薬や免疫チェックポイント阻害薬でも、つらい副作用や、命にかかわるような重篤な副作用を起こすことはあり、どの薬剤を使うときも慎重な対応が求められます。

マイナスを上回るプラス面を期待して

副作用の軽い薬剤が増えつつあり、副作用をやわらげる方法も進歩していますが、それでも、副作用をゼロにできるわけではありません。唯一、副作用をゼロにする方法があるとすれば、それは、「抗がん剤治療をやらないこと」です。

ただ、ここまでの説明では、大事なことが抜けています。治療によって得られるプラス面です。副作用というマイナス面だけを考えるのではなく、プラス面とのバランスで考えることが重要です。

「抗がん剤にはつらい副作用がある」というのは事実で、そんな治療を好んでやりたいという人はまずいないでしょう。それでも治療を受けるのは、マイナスを上回るプラスがあることを期待しているからです。抗がん剤がつらいだけで、好きなこともできなくなってしまうのであれば、そんな治療はやらない方がよいに決まっています。

治療は、何らかの目標に近づくためにやるものですので、自分が何を大事にしたいのか、どのように過ごしたいかという思いがなければ、治療を選択することはできません。

治療で何を目指すのか

仕事を続けることを一番大事にしたいのであれば、仕事を続けるのにマイナスになってしまうような治療は見送った方がよいでしょう。でも、抗がん剤で病気を抑えることが、長期的に見れば仕事を続けるのにプラスに働く可能性もありますので、長期の予測も含めたプラスとマイナスのバランスで判断する必要があります。

「いい状態で穏やかに過ごすこと」が目標であるならば、その目標に近づけていることを実感しながら抗がん剤治療を受けるのが理想です。

もし、何もプラスを感じられないのであれば、治療中止も考えるべきでしょう。

「担当医がやった方がよいと勧めているから」

「これが標準治療だと言われたから」

というだけで、何のために治療しているのかを理解しないまま漫然と治療を受けていると、「つらい副作用」というマイナス面だけが際立ってしまいます。目指すべき目標があって、それに見合ったつらさだと思えるかどうかが重要です。

もし、今受けている治療がつらいだけだと思っている患者さんがいるとすれば、それを担当医に伝え、よく話し合うことをお勧めします。つらさを上回るプラスがあることを説明してくれるかもしれませんし、プラスを感じられないのであれば、やっぱり中止が妥当なのだと思います。

治療をしないことがプラスになることも

病状によっても、考え方は異なります。

早期がんの術後に、再発予防のために受ける抗がん剤治療は、今はつらい思いをするとしても、再発しないことで得られるプラスが、マイナスを上回るかどうかで考える必要があります。

遠隔転移のある進行がんで、がんに伴う症状がある患者さんは、抗がん剤治療を受けることで症状が改善しているか、副作用も含めて総合的に体調が上向いているか、それを本人がプラスと実感できているかどうかが、治療を継続すべきかどうかを判断する重要なポイントとなります。

進行がんなら何らかの治療をしていて当然、ということはなく、治療をお休みするという選択肢は常にあります。今受けている治療がマイナスになっていると感じるのであれば、その治療は休んだ方がよいでしょう。

薬は単なる道具であって、「プラスになるなら使う、そうでないなら使わない」のが原則です。「何か治療をしていなければいけない」という前提で考えると、治療をしないことは、「あきらめ」のように感じてしまいがちですが、あきらめたくないからと、つらいだけの治療を続けてしまうのは得策ではありません。マイナスになる治療をしないことの方がプラスであって、それはけっして何かをあきらめるということではなく、「いい状態で穏やかに過ごす」ための積極的な選択です。

総合的に「ラクな」状態を目指すのが医療の本質であり、抗がん剤でそれが得られるなら積極的に使い、逆行してしまうなら、「つらい抗がん剤治療」をしないのが得策です。そして、抗がん剤を使っていても使っていなくても、積極的に緩和ケアを行うことで、より「ラクな」状態を目指すことができます。

「つらい」状態をやわらげ、「ラクな」状態を目指すために使う道具の一つが抗がん剤であって、重要なのは、その使い方です。抗がん剤を使えばラクになる、というのが本来の使い方ですし、抗がん剤をお休みする方が「ラクな」状態であれば、休んだ方がよいわけです。「つらいだけだけど、やらなければいけないもの」というイメージを払拭できるように、抗がん剤の適切な使い方を考えていきたいですね。

抗がん剤なんてつらいだけなのに、どうしてやるんですか？

前項では、治療のプラス面とマイナス面を考えるという話をしました。この2つについて、もう少し考えてみたいと思います。

まずは治療目標の共有を

治療にあたってまずすべきなのは、患者さんと、医療者と、家族やまわりの人たちで、目標を共有することです。「何のために治療をするのか」について、同じ認識を持ち、同じ目標に向かって進むことが、治療の大前提です。医者がよかれと思っていても、「何のためにやっているのかわからない治療」では、とてもプラスを感じることはできません。

治療目標を共有した上で、次に行うのは治療方針の話し合いです。一つひとつの選択肢について、プラス面とマイナス面を予測しながら、そのバランスを考え、患者さんの思いと、医療者の専門的な知識を出し合って、治療方針を決めます。

ただ、プラスやマイナスをどんなに予測しても、「やってみなければわからない」という側面は残りますので、治療を開始したあとは、実際に生じているプラス面とマイナス面を慎重に評価することが重要です。マイナスよりもプラスが上回っている場合には、プラスをさらに大きく、マイナスを小さくできるように調整しながら、治療を続けます。マイナスが上回っている場合には治療中止など、治療方針の修正を検討します。

「効果」とは「治療目標に近づくこと」

プラス面というのは、「効果」と言い換えられますが、では「効果」とは、いったい何を指すのでしょうか？

「がんが治ること」「がんが小さくなること」「腫瘍マーカーが下がること」「症状が楽になること」「いい状態で過ごせること」「長生きできること」などの答えが聞こえてきます。

状況によっても、「効果」というのはいろいろありえるわけですが、間違いなくいえるのは、効果とは、「治療目標に近づくこと」だということです。

「がんが小さくなること」「腫瘍マーカーが下がること」は、効果を判断するときの参考にはなりますが、それが究極の目標というわけではないので、本当の「効果」とはいえません。治療目標を共有した上で、本当の「効果」が何なのかを考えておくことも重要です。

遠隔転移のある進行がんの場合、がんを完全にゼロにすること（根治）は難しく、それが究極の目標というわけでもありません（これについては第5章で詳しく述べます）。でも、根治できなければ意味がないと考えている患者さんも多くおられ、その場合は、根治が難しいことを前提に治療目標を考えている医者との間で、いろいろな食い違いが生じてしまいます。

進行がんの治療目標は「がんとうまく長くつきあう」こと

進行がんの場合、私の考える治療目標は、「がんとうまく長くつきあう」ことです。がんがあることは受け止めた上で、それが悪さをしないようにうまく抑えながら、いい状態で長生きすることを目指します。今ある症状をやわらげ、あるいは、今後生じる可能性のある症状を未然に防ぎ、生活の質（ＱＯＬ）を高めること、そして、命の長さを延ばすこと、それが、「効果」ということになります。

これまで大切にしてきたこと、今置かれている立場や役割、これからやりたいことは、患者さん一人ひとりで様々ですので、それぞれが考える治療目標も違うでしょう。そういう価値観と治療目標を医療者と共有し、その上で治療の効果や副作用を考える必要があります。

副作用というマイナス面も、価値観によって重みが違います。たとえば、抗がん剤には脱毛という副作用がありますが、命の長さが延びるとしても、脱毛は絶対に避けたいと思う方もおられますし、脱毛はあまり気にしない、という方もおられます。指先を使う仕事をしている方にとっては、指先のしびれという副作用は特に気になります。

間違いなく副作用がある抗がん剤ですが、副作用があるから使わない、ということではなく、マイナスがあっても、それを上回るプラスがあるのかどうか、プラスとマイナスのバランスはどうなのか、副作用を抑えるためにどういう工

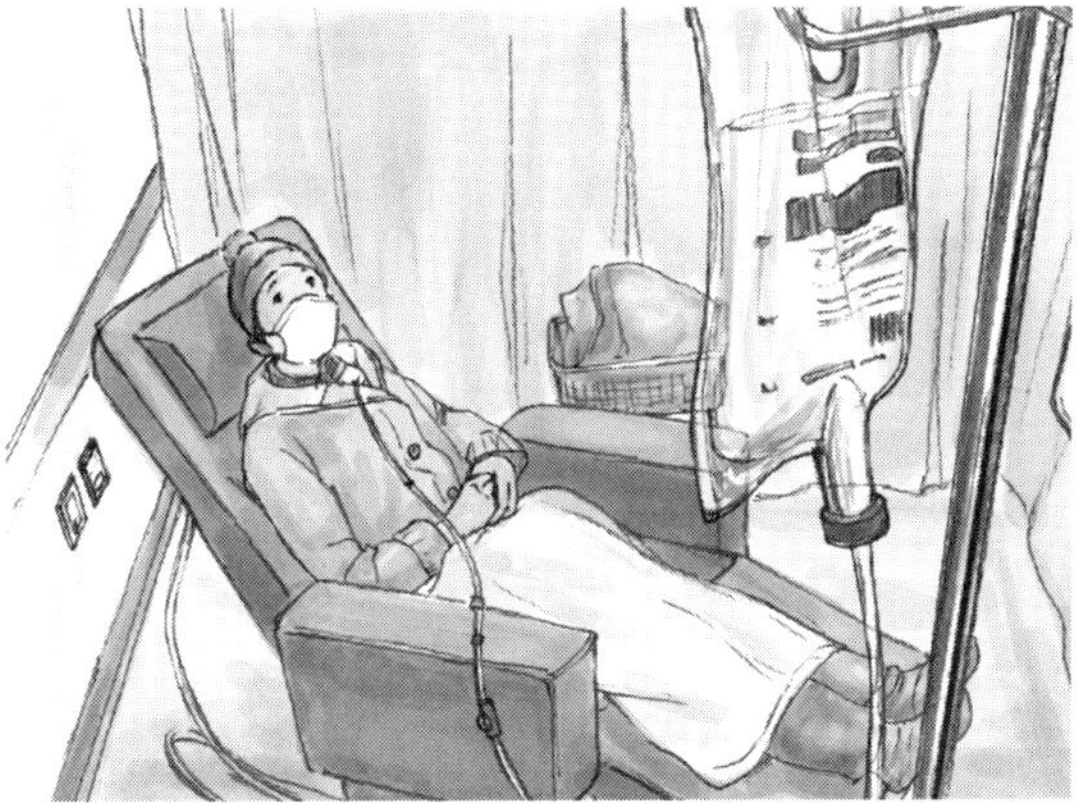

夫ができるのか、効果はどうやって評価するのか、そんなことを意識して、医療者とも話し合いながら治療をしていくことが重要です。

「標準治療なのだから、やって当然だ」という説明をする医療者もいますが、治療目標や価値観によっては、標準治療であっても「受けない」という選択をする場合もあるでしょう。

「医者から勧められた治療だから、言われた通りに受けるだけ」「効いているのかわからないけど、やめるのも不安だから、安心のために続けている」というような場合も、プラス面がどれくらいなのかという視点で、担当医と話し合ってみるとよいと思います。

目標に逆行しているなら、すぐやめる

抗がん剤を実際に使ってみて、期待した効果が得られず、「つらいだけ」で終わってしまったという患者さんもおられます。「やらなければよかった」と思う場合もありえますので、治療を試すのかどうかは、慎重に考える必要があります。

また、治療を試す場合も、プラスよりマイナスが上回るような場合にはすぐにやめる、という姿勢で取り組むのがよいと思います。治療すること自体が目標なのではな

く、きちんとした目標のために行うのが治療ですので、目標に逆行しているならすぐにやめるべきです。

もちろん、抗がん剤で効果が得られて、「がんとうまく長くつきあう」という目標を達成できている患者さんはたくさんおられます。目標に近づけているという実感があり、「抗がん剤を続けたい」と思えるのであれば、副作用対策をきちんとしながら、治療を続けていきます。

「抗がん剤を開始してから、日に日に体調がよくなってきました」

「抗がん剤をやっていて、毎日自分らしく過ごせています」

というのが、抗がん剤治療の本来あるべき姿です。

Q 抗がん剤は絶対に使いたくありません。「がん放置療法」でいいですか？

抗がん剤はつらい副作用を伴うことが多く、世の中にネガティブなイメージも広まっていますので、「できれば、やらないですませたい」と思うのは自然なことです。

医師の近藤誠さんは、手術や抗がん剤などの積極的治療を受けないで、がんを放置する「がん放置療法」を勧める本を出版し、多くの患者さんに影響を与えました。「抗がん剤はやらなくてよい」とわかりやすく説明してくれる近藤さんの文章は、多くのがん患者さんの心にしみ込み、実際に、「抗がん剤は絶対にやらない」とおっしゃる患者さんも時々おられます。

抗がん剤によって期待される効果と、予測される副作用を十分に理解して、それでも抗がん剤をやらないという選択をするのであれば、その判断は尊重されるべきです。

ただ、中には、深く考えることなく、最初から「抗がん剤はやらない」と決めてしまっているような方もおられます。「抗がん剤なんて命を縮めるだけ」「この本には、絶対にやってはいけないと書いてある」と言って、医師の話に耳を傾けてくれないここともあります。

「もう悩まなくていい」…思考停止に陥る患者さん

これまでも何度か書いたように、抗がん剤というのは、数ある道具の中の一つにすぎません。それが役に立つのかどうかは、それを使う目的、場面、考え方によって違ってきます。ある道具が、自分にとってプラスになると思えるなら使えばよいし、マイナスの方が大きいと思うなら使わなければよく、それは、その時々でよく考えながら決めていくものです。

単なる道具である抗がん剤について、「絶対に使ってはいけない」とか、「絶対に使うべき」というように、一般論で論争すること自体、不毛なものです。この論争では、一人ひとりの患者さんの状況や、治療を行う目的が度外視されています。その道具がダメなものなのか、素晴らしいものなのかは、書籍や雑誌で言い争うものではなく、診察室で、状況に応じて判断されるべきものです。

まず考えるべきは、「何のためにその道具を使うのか」「自分にとって大切なものは何か」「これからどのように過ごしていきたいか」という治療目標です。一つひとつの道具のプラス面とマイナス面を予測して、マイナスよりもプラスが上回る可能性が高い、すなわち、より目標に近づける道具があるなら、それを選ぶことになります。

がんという病気と向き合いながら治療方針について悩み、考えていくのは簡単ではありません。「抗がん剤はやらなくてよい」というのは、「やるかどうかについて、これ以上悩む必要はない」というささやきにも聞こえ、思考停止に陥る患者さんもおられるようです。

でも、抗がん剤をやるかやらないかを先に決め、あとは何も考えないというのではなく、治療目標を先に決めた上で、抗がん剤を使うかどうかも含め、これからの生き方を考えていくのが、本来の順序です。悩むことも多いでしょうが、ともに悩みながらサポートするために医療者がいますので、うまく頼っていただければ、と思います。

「がん放置療法」で途方に暮れてしまったAさん

静岡県在住のAさん（71）は、66歳のとき、左乳房とわきの下のしこりに気づきましたが、すぐには病院に行きませんでした。1年半後、しこりが大きくなって、左腕のむくみがひどくなったところで、近くの病院を受診し、進行乳がんと診断されましたが、「抗がん剤は受けたくない」と、病院から離れてしまいました。この頃、近藤誠さんの本をよく読んでいて、その影響を強く受けていたといいます。近藤さんのセカンドオピニオン外来も受診して相談しましたが、「抗がん剤なんて受けたら殺されてしまう」「がん放置療法で大丈夫」と言われたそうです。

その後もがんは悪化し、しこりの痛みも強くなり、途方に暮れていたところで、私の書いた本に出会ったそうです。それまで信じていた近藤さんの考え方とは違っているけれど、すんなりと受け止められたそうです。それをきっかけに、68歳のとき、私の外来を受診されました。検査をしてみると左乳房のしこりは皮膚や筋肉まで広がり、反対側の乳房や全身のリンパ節、肝臓、骨などにも多数の転移が認められました。

ご本人とよく相談し、症状をやわらげて穏やかに過ごしていくことを目標に、それまで毛嫌いしていた抗がん剤を始めたところ、これがよく効いて、しこりもわからなくなり、痛みやむくみなどの症状も改善しました。特別なことをしたわけではなく、標準的な抗がん剤を使用しただけです。抗がん剤は4か月行い、それ以降は、分子標的治療薬のみの投与に切り替えて、3週に1回、静岡から東京まで通院しておられます。

病気は落ち着いていて、元気に過ごしながら、週2回はプールで楽しく泳いでいるそうです。「がん患者とは思えないって、みんなから言われるのよ。あのまま『がん放置療法』を続けていなくて本当によかった」と、診察のたびにたくさんお話をしてくださいます。

「がん放置」と「がん患者放置」は違う

かつてのAさんのように「がん放置療法」を信じて病院にかからず、でも、がんの症状に不安になりながら一人思い悩んでいる方は、結構おられるのではないかと思います。かなり厳しい状態になって救急車で搬送されるような方も、時々います。

Aさんのように、何かのきっかけで病院にかかることができればよいのですが、きっかけをつかめないまま、引きこもってしまっている方もおられると思います。もし、そのような方が本書を読まれていたら、お近くの医療機関にご相談されることを強くお勧めします。

がんに対する積極的な治療を行わずに経過を見ることを「がん放置療法」と呼ぶのであれば、私自身も、「がん放置療法」をよくやっています。でも、がんを放置することはあっても、がん患者さんを放置したり、患者さんを苦しめている症状を放置したりすることはありません。抗がん剤という道具を使っていても、使っていなくても、患者さんとともに目標に向かって進んでいることに変わりはなく、どんな場面でも、緩和ケアは必ず行います（「緩和ケア」については、誤解も多い言葉ですので、こちらも第5章で詳しく述べます）。

病院にかかることや、緩和ケアを受けることについても否定するなら、それは、「がん放置療法」というよりも、「がん患者放置」です。がんの症状がつらくなったら、放置するのではなく、きちんと緩和ケアを受ける必要があります。

「抗がん剤治療はやりたくない」というご希望をお持ちであれば、そのお考えは尊重しますので、お困りのことを一人で抱え込まずに、医療機関に頼りましょう。抗がん剤を使うかどうかはいったん置いておき、これからどのように過ごしていきたいかをまず考えましょう。それまでの考え方をとがめたりはしません。前を向いて、この先の道をともに進んでいきましょう。

手術後に抗がん剤治療をやると言われました。必要なのでしょうか？

乳がん、胃がん、大腸がん、肺がんなどでは、根治目的での手術のあと、遠隔転移の予防のために、抗がん剤やホルモン療法などの薬物療法を行うことがあり、「術後薬物療法」と呼ばれます。

手術でしこりを切除すればすむと思っていたのに、「手術のあとに抗がん剤を投与する」と言われ、ショックを受けた、という話も聞きます。「念のためにやっておきましょう」と言われて、「念のため」くらいの理由で、髪の毛が抜けるような抗がん剤治療はやりたくないと思った、という患者さんもおられます。

術後薬物療法は、何のために行う？

術後薬物療法は、術後補助療法と呼ばれることもあって、メインの治療である手術に対して、「ついで」に、「念のため」に、補助的に用いる治療だというイメージもあるようです。そんなイメージで受け止めていたのに、受けてみたら副作用がきつかったり、ホルモン療法の飲み薬を10年間も飲み続ける必要があったりということで、違和感を覚える患者さんも少なくありません。

術後薬物療法は副作用による身体的・心理的負担や、経済的負担もある治療ですので、念のために、というのではなく、きちんと目的を理解し、十分に納得して受ける必要があります。

術後薬物療法の目的を理解するためには、まず、「全身治療」と「局所治療」の違いを知ることが重要です。手術や放射線治療などは「局所治療」と呼ばれ、腫瘍やその周囲に対して大きな効果を発揮しますが、狙った場所以外への効果はありません。一方、抗がん剤やホルモン療法などを用いた薬物療法は、血液に乗って全身に行き渡り、効果を発揮するため、「全身治療」と呼ばれます。

もし、早期がんで、病変が最初の臓器や周囲のリンパ節にとどまっているのであれば、その病変を手術で取り除く局所治療だけで病気をゼロにできるはずです。しかし、局所治療で、目に見える病変を全部取り除いたあとでも、一定の割合で、遠隔転移が発生することがわかっています。早期がんの状態であっても、がん細胞は血液中を漂っていて、それが種となって遠隔転移を引き起こすと考えられています。

全身治療は、そのような、血液中を漂っているがん細胞を根絶するために行います。塊をつくった腫瘍を取り除く局所治療も重要ですし、全身に広がっている可能性のあるがん細胞をやっつけて遠隔転移を防ぐ全身治療も重要です。どちらの治療も、がんを根治させるのに欠かせない治療といえます。

局所の病変を制御するという目的を見据えて、最適な局所治療を選び、遠隔転移を防ぐという目的を見据えて、最適な全身治療を選ぶ必要があります。局所治療と全身治療は、それぞれ重要な目的を担っていますので、どちらか一方を選ぶというものでも、一方が他方を補助するというものでもなく、それぞれの目的を見据えて、慎重に治療選択をすることが重要です。

乳がんでは「術前薬物療法」が主流に

術後薬物療法の説明をしてきましたが、手術の前に薬物療法を行うこともあり、これを「術前薬物療法」と呼びます（一部では、「術前補助療法」という言葉も使われています）。

乳がんでは、最近は「術前薬物療法」が主流となりつつあります。

乳房やわきの下のしこりを切除したあとに薬物療法を行う場合には、薬物療法中に治療効果を確かめることはできませんが、手術の前であれば、しこりが小さくなっていることを確認しながら薬物療法を行えるという利点があります。乳房のしこりが小さくなっているということは、全身を巡っている目に見えないがん細胞にも効果が及んでいると推測でき、とても重要な情報となります。術前薬物療法の効果を厳密に評価した上で、その効果が十分であれば、術後薬物療法を軽くし、不十分であれば、術後薬物療法を強化する、といったことも行われるようになっています。

術前でも術後でも、薬物療法を適切に行うことが、遠隔転移を防ぐことにつながりますので、一人ひとりの患者さんにとって最適な薬物療法を行うことが重要です。ただ、薬物療法をどんどん行えばよいということではなく、過剰な治療は避け、必要最低限の治療に抑えることも忘れてはなりません。

「補助療法」という言葉は使われなくなっている

私は、術前・術後の薬物療法の説明をする際には、まず、患者さんご本人に、治療目的を理解してもらうようにしています。遠隔転移を防ぐことは、将来の運命を左右するかもしれない重要なことであり、そのためには適切な全身治療（薬物療法）を行う必要があること、ただし薬物療法には強い副作用もあるので、プラスとマイナスのバランスを慎重に考える必要があることなどを説明し、じっくり話し合った上で治療を選択します。

なお、手術の補助として薬物療法を行うわけではないので、私は「補助療法」という言葉は使いません。些細な言葉遣いの問題ではありますが、副作用と向き合いながら、大事な目的のために薬物療法に取り組んでいる患者さんのことを思うと、その治療が「補助療法」と呼ばれることには違和感があります。

公的文書でも「補助療法」という言葉が使われてきた歴史があるのですが、最近は少しずつ変化も起きていて、少なくとも乳がんに関しては、新しく承認される薬剤の添付文書に「補助療法」という言葉は使われなくなっています。これまで「手術の補助療法」と記載されていた部分が、今は、「術前・術後薬物療法」と書き換えられています。

Q

腫瘍内科医は「抗がん剤」が好きなのですか？

私のような腫瘍内科医は、抗がん剤を専門に扱うわけなので、抗がん剤が好きなのだと思われがちですが、あまりそういう感覚はありません。抗がん剤を使った結果として、患者さんの状態がよくなればうれしいですが、副作用で苦しむ患者さんもおられますので、不必要な抗がん剤はできるだけやらずにすませたい、という気持ちは強くあります。「手術が好き」という外科医はたくさん知っていますが、抗がん剤を投与すること自体が好きだという医者はほとんどいないでしょう。

重要なのは、治療によって患者さんに利益がもたらされるかどうか、ということです。他の薬剤と比べてマイナス面の大きい抗がん剤だからこそ、それを上回る利益（プラス面）が期待される場合に限って、慎重に使用する必要があります。

腫瘍内科医は抗がん剤の専門家であり、抗がん剤のマイナス面をよく知っているからこそ、プラス面とマイナス面のバランスを大切にします。標準的な抗がん剤をただ投与するのではなく、一人ひとりの患者さんに対して、その時々の状況に応じてどう治療をするかを考え、悩みながら治療を行っていくのが腫瘍内科医の姿です。

プラスとマイナスのバランスで、治療継続か中止を判断

「何がなんでも抗がん剤を使ってほしい」と言う患者さんに対して、ブレーキをかけることもよくあります。抗がん剤は単なる道具ですので、それを使うことが目的であってはならないと考えているからです。「治療のために生きているのではなく、生きるために治療している」ということを忘れず、治療よりも大事なことに目を向けながら、患者さんとともに、適切な方針を考えていきます。

抗がん剤を使っている間も、治療の結果として、マイナスを上回るプラスが得られているかを慎重に判断していきます。どのような副作用が出ていて、患者さんがどのくらいつらい思いをしているのか、副作用があっても続けた方がよいといえるだけの効果が得られているのか、ということを常に考えながら診察します。

副作用というマイナス面をできるだけ抑えつつ、効果というプラス面が最大限得られるように、様々な対策をとっていきます。

副作用がつらいだけで効果が得られていない場合には、治療の中止を検討します。効果と副作用のバランスというのは、単純に判断できないことも多いのですが、治療

目標を共有した上で、今受けている治療がプラスになっているのかマイナスになっているのかを、患者さんと医療者が常に話し合っていくことが重要です。

新しい治療薬は「吐き気」や「脱毛」が少なく

抗がん剤というと、「気持ち悪くなって、ゲーゲーと吐いてしまう」「髪の毛が抜けて、見た目も変わってしまう」というイメージがあると思います。実際、かつて主流だった従来型の抗がん剤では、そういう副作用が強く出ていました。従来型抗がん剤では、がん細胞だけでなく、正常な細胞も傷つけるため、副作用も強く出る傾向があります。

近年、新たに開発されるがん治療薬の多くは、がん細胞に特徴的な分子を標的とする「分子標的治療薬」や、もともと体に備わっている免疫に作用する「免疫チェックポイント阻害薬」であり、従来型の抗がん剤で多く見られた「吐き気」や「脱毛」の副作用は少なくなってきました。もちろん、分子標的治療薬や免疫チェックポイント阻害薬にも様々な副作用があり、従来型の抗がん剤ではなかったような重篤な副作用も起こりますので、副作用対策にはより一層力を入れていく必要はありますが、一つひとつの治療は、比較的楽になる方向に進んでいるように思います。

ただ、現状では、従来型の抗がん剤に上乗せする形で、分子標的治療薬や免疫チェックポイント阻害薬が併用されることが多く、治療によって長く生きられる患者さんが増えていることもあって、むしろ多数のがん治療薬が使われるという現実があります。

今後は、開発されたがん治療薬をどんどん上乗せしていくのではなく、省ける薬剤はできるだけ省く方向性も必要です。薬を上乗せし、強力にしていくことを「エスカレーション」と呼ぶのに対し、薬を省き、副作用を軽くしていくことを「ディエスカレーション」と呼びます。最近までのがん治療は、エスカレーション一辺倒でしたが、これからはディエスカレーションを目指していかなければなりません。

いずれは、抗がん剤のない世の中へ

腫瘍内科医としての私の夢は、吐き気や脱毛などで患者さんを苦しめてきた従来型の抗がん剤が必要ない世の中にすることです。「昔はゲーゲー吐いたり、髪の毛が抜けたりするような薬を使うのが普通だったんですよ」というように、昔話として抗がん剤を語れる日が来ることを願いつつ、ディエスカレーションのための研究に取り組んでいきたいと思っています。

今は、従来型の抗がん剤も含めて、適切に使用していく必要があるわけですが、なんでもかんでも多い方がよいとか、休まずにやった方がよいと思うのではなく、副作用に応じて減量したり、休む期間をおいたり、ということも検討します。ただ、減量や休薬にもプラス面とマイナス面がありますので、そのバランスについて、やはり患者さんと医療者がよく話し合うことが重要です。

抗がん剤が好きか嫌いかはともかく、私が腫瘍内科医としてやりがいを感じるのは、患者さんとの語り合いです。抗がん剤はあくまでも道具の一つであって、それが主役ではありません。抗がん剤を使うかどうか、続けるかどうかも重要ですが、その道具を使ってどのように過ごしたいのか、日々の生活の中で何を大事にしているかということに重点を置いて話し合いながら、ときに雑談もしながら、診療を行いたいと思っています。

抗がん剤を使っていても、使っていなくても、語り合うべきことはたくさんあります。私は、患者さんと語り合うのが好きで、それこそが、腫瘍内科医の一番大切な仕事なのだと思っています。

抗がん剤治療で失敗することはありますか？

手術の場合、予定通りの手術を滞りなくやりきれて、病気が治って、患者さんが元気に退院できたら「成功」ですね。そうでない場合は「失敗」になるかもしれません。

手術はうまくできたのに、その後の経過がよくなかった場合は失敗でしょうか？反対に、手術でミスがあったけど患者さんは元気になった場合は、成功でしょうか？

こんなふうに考えると、成功や失敗の境目が曖昧なことがわかります。

境目は曖昧

手術であれば、やっていることが明確で、結果も比較的はっきりしていますが、抗がん剤治療となると、成功と失敗の境目はもっと曖昧です。抗がん剤治療を行う目的はいろいろですが、早期がんの手術後に行う抗がん剤治療であれば、体中に広がっているかもしれないがん細胞を根絶させ、がんが再発しないようにするのが目的となります。その場合、「再発してしまったら『失敗』、再発せずに一生を送れたら『成功』」

なのかもしれませんが、成功したとわかるのは、一生を終えるときになるのでしょうか。もし再発しなかったとしても、それが抗がん剤治療を受けたおかげなのかはわかりませんので、やっぱり、「成功」と言い切るのは難しい気もします。

遠隔転移のある進行がんの場合、「いい状態で長生きすること」を目的に抗がん剤治療が行われますが、その成功と失敗は、さらにわかりにくくなります。抗がん剤がよく効いて、1年間ほどいい状態を保てた場合、医者は「うまくいった」と思うでしょうが、患者さんからしてみると、その後に病気が進んでしまったら、たった1年間なんて「失敗」と思うかもしれません。

患者さんが「受けてよかった」と思えるかが重要

一番重要なのは、患者さんがどう感じるかなのでしょう。患者さんが、「この抗がん剤を受けてよかった」と思えたなら「成功」、「こんな抗がん剤、受けるんじゃなかった」と思ったら「失敗」ということです。がんをゼロにするのが難しい進行がんで、「治すこと」を目標にしてしまうと、ほとんどが「失敗」になってしまいますので、適切な目標を設定することも重要です。

臨床試験で抗がん剤の効果を客観的に評価するとき、「生存期間」「無増悪生存期間（病気の進行が確認されるまでの期間）」などが指標として使われていて、これらの指標で、標準治療を上回る結果が得られた新治療があれば、その新治療が新しい標準治療となります。

現在の標準治療は、これまでの臨床試験の積み重ねで選び抜かれたもので、以前に比べれば病気が進行するまでの時間も長くなり、命の長さも延びています。それを知っている医療者は、「この治療を受けた方がよい」と標準治療を勧めるわけですが、実際に治療を受けた患者さんが、「こんなにすばらしい治療を受けられて幸せだ」と思うことは、あまり多くないようです。「1年しか効かないんじゃ意味がない」「結局治らないなら、何をやっても同じ」「つらいだけなら受けない方がまし」と思う患者さんも少なくありません。

客観的には「いい状態で長生き」につながっているとしても、患者さん自身がそれを実感できていなければ、成功とはいえないでしょう。

「成功」「失敗」を分けるもの

抗がん剤治療において成功と失敗を分けるものがあるとしたら、それは、患者さんと医療者との語り合いなのかもしれません。「これが標準治療で最善の治療なのだから、この抗がん剤を受けるしかない」と言われ、何のためにやるのかわからないまま治療を受けるよりも、「たくさん選択肢があり、抗がん剤を使わないという選択肢もあるけど、この目標に近づくためには、まずは、この抗がん剤を試すのが一番よいと思う」と説明を受け、自分でも納得して治療を選択した方が、同じ治療だったとしても、成功率は上がるように思います。

「生きがいとしている仕事を続けたい」「楽しみにしていた旅行に出かけたい」「愛犬とともに何げない毎日を過ごしていきたい」など、患者さんの願いは様々です。抗がん剤治療によってその願いが妨げられることなく、むしろ、後押しになるようにしたいわけですが、その願いがかなえられたら、成功といえるでしょう。

患者さんの願いを共有した上で、抗がん剤治療を行い、効果が得られて、患者さんから仕事や旅行や愛犬の楽しい話を聞くときには、「この治療をやってよかった」と思います。患者さん自身が、治療によってプラスを感じているかどうかが重要で、それを知るためにも治療中の語り合いは欠かせません。

自分らしく生きられるように

もちろん、医療には限界があり、抗がん剤が思ったようには効かないこともよくあります。そんなときも、よく話し合って、引き続き目標に向かって歩んでいけばよいのです。抗がん剤という道具はプラスに働くこともマイナスに働くこともありますが、それが運命を分けるかのようには思い詰めず、どんな状況であっても、自分らしく生きるためにできることを、医療者とともに考えていくのがよいでしょう。

一つの治療が成功だったのか失敗だったのかは、なかなか決めにくいことですし、そもそも、どちらだったかを決める必要はないようにも思います。目標に向かって進む中で、時に荒波にもまれることもあるでしょうし、何かをあきらめなければいけないこともあるでしょう。そんな中でも、自分にとって大切なものを考えながら進んでいくのが人生であり、成功か失敗かで考えるようなものではありません。

幸せを感じられるかどうかが重要

抗がん剤治療によって効果が得られて、いい状態を保っている患者さんもいる中で、期待したほどの効果が得られない患者さんもいます。

私の患者さんで、進行乳がんの60代の女性がいます。お住まいは遠方ですが、私のところで治療を受けたいと通院されています。標準的な抗がん剤治療を行いましたが、先日の効果判定のCTで、病気の進行が確認されました。

抗がん剤による効果は得られなかったわけですが、それでも、彼女は、「先生と会えて本当によかった」とおっしゃってくれます。特別なことをしたわけではなく、思いをうかがって、雑談をして、試行錯誤しながら、抗がん剤治療や緩和ケアをやってきただけです。CTの結果を説明したあともいろんなお話をしてくれて、これからかなえたい夢についても語ってくれました。

彼女に今回行った抗がん剤治療は、客観的に見れば失敗だったのかもしれませんが、治療や緩和ケアに取り組む過程で、彼女の思いや夢を共有し、ともに歩んでこられたことは、彼女にとっても私にとっても失敗ではなかったと思っています。成功か失敗かを客観的に決めるよりも、一人ひとりが「幸せ」を感じられるかどうかが重要なのでしょう。

抗がん剤治療の予定を変えて旅行に行ってもいいですか？

抗がん剤治療中の患者さんから、「抗がん剤の予定を変えて旅行に行ってもいいですか？」といった相談を受けることはよくあります。私の答えは、たいていこうです。「もちろんです。ぜひ行ってくださいね。どちらへ行かれるんですか？」

抗がん剤投与のスケジュールを調整しつつ、旅行の話で盛り上がります。患者さんが楽しそうに話してくれると、私もうれしくなります。

がんがあってもなくても自分らしく生きる

患者さんの中には、申しわけなさそうに尋ねてくる方もおられます。医者の機嫌をうかがいながら、ダメと言われたらどうしようと心配しながら、おそるおそる許可を求めてくる感じです。

しかし、自分のしたいことをするのに担当医の許可が必要というのは、なんだか窮屈です。病気になったら、病人としての立場をわきまえて、医者の言う通りにすべきという雰囲気があるのかもしれませんが、本来は、病気があってもなくても、人間として自由であるということに変わりはありません。

状況によっては、医学的に避けた方がよいこと、注意すべきこともあり、それを理解していただく必要はあります。ですが、基本的には、気兼ねなく好きなことをするのがよいと思います。

「肉を食べてもいいのですか？」「お酒を飲んでもいいのですか？」「スポーツをしてもいいのですか？」……いろんな質問を受けますが、特別な理由のない限り、答えは「ＯＫ」です。

「どうぞどうぞ。好きなだけ楽しんでくださいね。〇〇さんが楽しみにしているもので、私がダメと言うことはまずありません。医者に許可を求める必要はないので、まずは、自分の体に相談しましょう。体調が悪くなったりしなければ何をしてもいいですよ。もちろん、医学的にダメなことがあれば、そのときはちゃんと言いますので大丈夫です。心配なことがあれば、何でも相談してください。こっそり楽しんでもいいですが、できれば楽しいことは私にも教えてくださいね」

がん患者だというだけで自由が制限されることはなく、がんがあってもなくても、自分らしく過ごせばよいということです。体調がすぐれず、できないこともあるかもしれませんが、いろいろと工夫して、できることをサポートするのも医療の大事な役割です。自分らしく生きることを支えるのが医療であって、医療がそれを妨げるようなことがあってはなりません。

その日に体調がよくなるよう治療を調整することも

もちろん、何も考えずに、すべてOKと言っているわけではなく、たとえば、高価な健康食品の話があったら、「そういう不自然なものはやめておいた方がよいですよ」と言います。患者さんに不利益がおよぶようなものであれば、それはきちんと説明して、やめてもらうようにしています。

抗がん剤についても、状況によっては、スケジュールをきちんと守るかどうかで治療効果が左右されることがあり、「ここはスケジュール通りにやった方がよい」と説明することもあります。旅行の日程を選択できるのであれば、そうしてもらうこともあります。

でも、その日に出かけることに意味があったり、子供の入学式や結婚式など、特別な一日だったりする場合には、そのイベントに合わせて、治療スケジュールの方を調整します。

旅行の日や人生の特別な日に体調がよくなるように、治療スケジュールを調整することもあります。調整した結果、「旅行を楽しめた」「食欲もあって、おいしいものをたくさん食べられた」なんていう話を聞くと、腫瘍内科医としての役割を果たせたと感じます。抗がん剤治療中は、白血球が減って感染症にかかりやすくなることもありますので、それなりの注意が必要ですが、発熱時の対処法などを理解していれば、旅行を楽しむことは十分に可能です。

医療者側の事情を言うと、検査や治療の予定は急には変更できないことがありますので、大事な用事がある場合には、早めに伝えていただけるとありがたいです。私は患者さんの予定をあらかじめお聞きして、カルテに書き込むよう

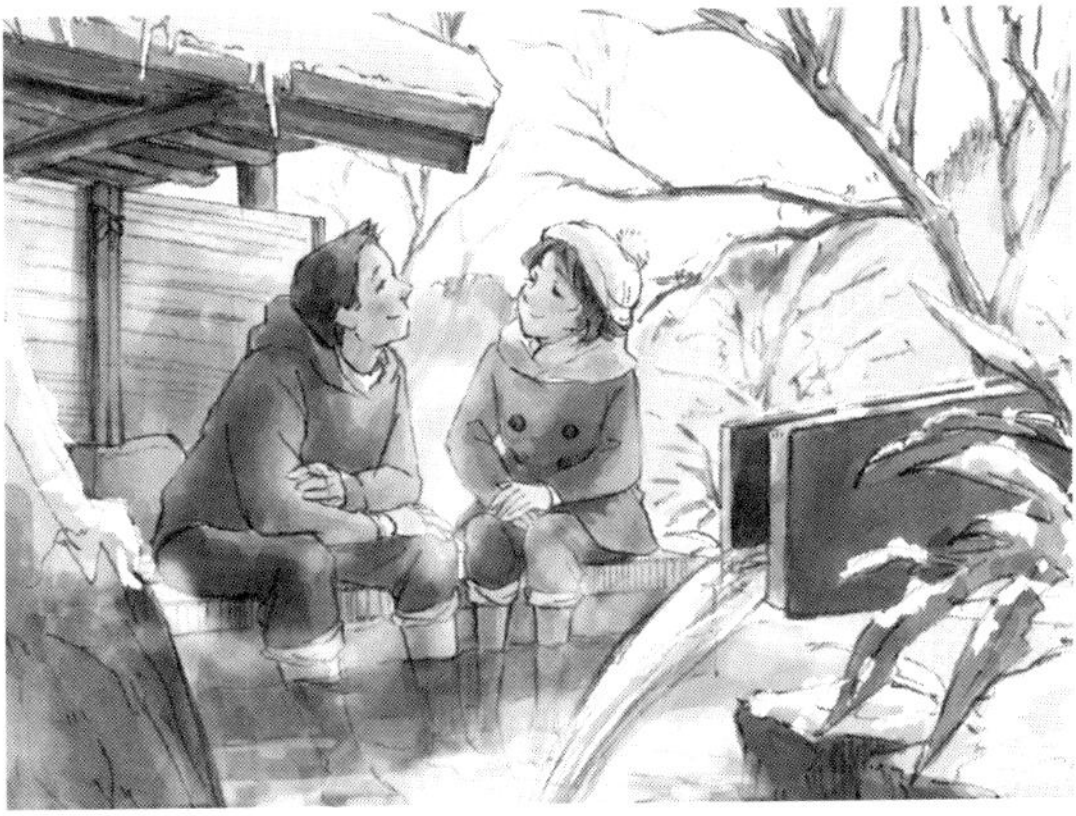

にしています。「化学療法3コース目」といった治療予定と、「△△へ家族旅行」「息子さんの中学校卒業式」「□□のコンサート」といった予定が、同じように並んで記載されているわけです。

治療が人生よりも優先されることはあってはならない

「そんなことは、なかなか医者に伝えられない」と思っている方が多いかもしれませんが、自分が大事にしていることは、診察室で大いに語った方がよいです。治療のことしか考えていない医者も多いので、患者さんまでそうなってしまったら、「治療のための治療」になりかねません。けれど、治療のために生きているわけではなく、自分らしく生きるために治療を行っているわけです。治療を受けることで何を目指しているのかを忘れないためにも、ぜひ、ご自分が大切にされていることを話題にしていただきたいと思います。どんな場面でも、治療そのものが人生よりも優先されることがあってはなりません。

がんがあっても、誰もが自分らしく生きる権利があります。それが、私が最もお伝えしたいことです。

第4章

女性に多いがんの不安や悩みに答えます

乳がんと診断されました。BRCA遺伝子の検査を受けた方がいいのでしょうか？

がんの発症には、遺伝的な要因や環境的な要因が複雑に関係していますが、生まれ持った遺伝子が主な原因となってがんになる場合を「遺伝性」と呼びます。

乳がんの5～10％は「遺伝性」

日本では、年間約9万人が乳がんと診断されていますが、そのうちの5～10％は「遺伝性」であると考えられています。

遺伝性乳がんの原因となる遺伝子で、最もよく知られているのは、BRCA（BRCA1とBRCA2）遺伝子です。BRCAに「病的バリアント」と呼ばれる変化があると、乳がんと卵巣がんにかかりやすく、「遺伝性乳がん卵巣がん症候群（HBOC）」と呼ばれます。乳がんのうち3～5％、卵巣がんのうち10～15％がHBOCです。

BRCA遺伝子の変化があると、乳がん、卵巣がんだけでなく、前立腺がんや膵がんなどの原因となることもあるとされています。

日本人女性が生涯で乳がんにかかる確率は10・6％ですが、ＢＲＣＡ遺伝子の変化があると、この確率が38～87％に上がります。日本人女性が生涯で卵巣がんにかかる確率は１・３％ですが、ＢＲＣＡ１の変化があると39～63％、ＢＲＣＡ２の変化があると16・５～27％になります。

ＢＲＣＡ遺伝子の変化がわかったらどうする？

もし、ＢＲＣＡ遺伝子の変化があるとわかったら、どうするのがよいでしょうか？高い確率で、乳がんや卵巣がんを発症するわけですので、対策としては、次の２つが考えられます。

①発症を予防する
②がんを早期の段階で見つけられるように注意深く検診を行う

①としては、がんが発生しやすい部分を予防的に切除する方法があります。乳がんを予防するために乳房を切除し、卵巣がんを予防するために、卵巣や卵管を切除します。米国女優のアンジェリーナ・ジョリーさんが、ＢＲＣＡ遺伝子の変化があること

を公表し、左右の乳房と左右の卵巣・卵管を予防的に切除したことで、この「予防的切除」は注目を集めました。ほかに、ホルモン療法などの薬物療法で発症を予防する試みもなされています。

②では、乳房MRIや卵巣の検査などを定期的に行い、がんが見つかればすぐに治療を行います。ただし、卵巣がんでは早期発見の方法が確立しているとはいえず、どのような形で検査を行うのが適切なのかはわかっていません。

予防的切除やBRCA遺伝子検査が保険適用に

乳がんや卵巣がんと診断されたことがあって、BRCA遺伝子の変化があるとわかった場合は、がんが見つかっていない乳房や卵巣・卵管の予防的切除が保険適用となっています。乳房予防的切除後の乳房再建術も保険適用です。

これらが保険適用となったのは、2020年4月のことで、病気の「治療」ではなく「予防」が保険適用となるのは画期的なことでした。それ以前は、BRCA遺伝子の変化があったとしても、予防的切除は自費で受けなければならず、手術を実施できる施設も限られていましたが、今はだいぶ手術を受けやすくなったといえます。

これと同時に、卵巣がんと診断されたことのある方全員と、乳がんと診断されたことのある方のうち、左記に該当する方について、ＢＲＣＡ遺伝子検査も保険適用となりました。

・45歳以下で乳がんと診断された方
・60歳以下でトリプルネガティブ（ホルモン受容体とＨＥＲ２が陰性）の乳がんと診断された方
・２個以上の乳がんを発症している方
・第３度近親者内（曽祖母やいとこまでの親戚）に乳がんまたは卵巣がんを発症した方がいる方
・男性乳がんの方

がん研有明病院で乳がんの手術を受けた患者さんのうち、55％が右記のいずれかに該当していましたので、対象者はかなりの数になります。

もし自分がこれに該当するという場合は、希望すれば保険適用で検査を受けることができますので、受診時に担当医と相談してみてください。

ＢＲＣＡ遺伝子検査の結果は家族や親戚にも影響

ＢＲＣＡ遺伝子の変化があるのかどうかを知っておくことは重要なことですが、検査を受ける前に、結果を知ることの重みも理解しておく必要があります。

もしＢＲＣＡ遺伝子の変化があることがわかった場合、その結果は、検査を受けた本人だけでなく、家族や親戚にも影響を与えることになります。ＢＲＣＡ遺伝子の変化は両親のどちらかから受け継いだもので、自分の子供にも50％の可能性で受け継がれます。また、兄弟姉妹も50％の確率で同じ変化を持っていることになります。自分一人で判断するのではなく、場合によっては、家族や親戚とも話し合っておく必要があります。

検査の前には、遺伝カウンセリングを受けることが推奨されます。専門知識を持つ医師や遺伝カウンセラーから、検査を受ける意味や、結果の受け止め方について詳しく説明してもらい、検査を受けるかどうかを判断することになります。十分に理解した上で、検査を受けないという選択をする方もおられます。

検査結果が出たあとも、遺伝カウンセラーなどからきちんと説明を受けて、その後の対応を考えていくことが重要です。

「BRCA遺伝子の変化あり」は検査を受けた人の10％程度

検査自体は血液検査で行われますので、体の負担は小さいです。しかし、BRCA変異がわかった場合に、予防的切除などの対応をどうするか、姉妹や娘さんなどにどう伝えるか、ということまで考えた上で検査を受ける必要がありますので、心の負担はそれなりにあります。

検査を受けた方のうち、「BRCA遺伝子の変化あり」と診断される方は10％程度です。実際のところ、「変化なし」という結果を受け取る方が多いわけなので、安心のために受けるという側面もあるかと思います。ただ、BRCA遺伝子の変化がなくても、他の遺伝子が原因の遺伝性乳がんである可能性が残りますので、注意は必要です。

簡単には判断しにくいところですので、まずは担当医などと相談してみることをお勧めします。

検査結果次第で手術方法や薬が変わることも

乳がんと診断され、手術はこれから、という方は、手術前にBRCA遺伝子の変化があることがわかれば、乳房温存術ではなく乳房全摘術を選択したり、乳がんではない方の乳房の予防的切除や卵巣・卵管の予防的切除を同時に行ったりすることも検討します。

また、ＢＲＣＡ遺伝子の変化があった場合、乳がんの手術後に、分子標的治療薬のオラパリブを使うことがあるほか、抗がん剤の選び方が違ってくる可能性もあります。これらのことも考慮して、検査を受けるかどうかを判断する必要があります。

遠隔転移のある乳がんやⅢ期・Ⅳ期の卵巣がんで、ＢＲＣＡ遺伝子の変化が見つかった場合には、オラパリブなどの分子標的治療薬が有効とされていますので、そういう薬剤を使うかどうかを判断する目的で検査を行うこともあります。

遺伝性のがんの検査や、予防的切除などの選択肢が身近になってきたのは間違いありません。皆さん一人ひとりが、自分の問題として考える必要があるのだと思います。この話を読んで気になることがあるという方は、医療機関にご相談ください。

Q 乳がんで「遠隔転移がある」と言われました。どんな薬が使えるのですか？

遠隔転移のある乳がんに対しては、「がんとうまく長くつきあう」ことを目標に、主に薬物療法を行います。乳がんにはいくつかの種類があって、その種類ごとに使用する薬が異なりますので、まずは、ご自分の乳がんの「型」を知っておくことが重要です。

乳がんには4つの「型」がある

乳がんの種類を見分けるのに重要なのが、がん細胞に見られる「ホルモン受容体」と「HER2（細胞増殖にかかわるタンパク質）」で、これらが陽性か陰性かによって、「ホルモン型」「HER2型」「ホルモン＋HER2型」「トリプルネガティブ型」の4つに分けられます。ホルモン受容体陽性では、ホルモン療法の効果が期待でき、HER2陽性では、HER2を標的とする分子標的治療薬（抗HER2薬）の効果が期待できます。

「ホルモン型」では、ホルモン療法または抗がん剤が使われ、「HER2型」では、抗HER2薬と抗がん剤が使われ、「ホルモン+HER2型」では、ホルモン療法も、抗HER2薬も、抗がん剤も使われます。「トリプルネガティブ型」は、2種類のホルモン受容体とHER2がすべて陰性ということから、この名前になっているのですが、主に抗がん剤が使われます。

以下、具体的な薬の名前を挙げていきますが、ここでお伝えできることには限りがありますので、ご自身の状況に合った選択については、担当医とよく相談してください。また、ここでは、「トラスツズマブ」のように薬の一般名で書いていますが、病院では、「ハーセプチン」のように商品名で呼ばれることも多いので、この点もご注意ください。

抗がん剤の効果や副作用はいろいろ

抗がん剤は、基本的に、すべての型で使われます。私が患者さんに抗がん剤の選択肢を説明するとき、効果の期待が比較的高いものから、「横綱クラス」「大関クラス」「前頭クラス」に分類してみることがあります。

横綱クラスとしては、タキサン系抗がん剤（パクリタキセル、ドセタキセルなど）

や、アントラサイクリン系抗がん剤（アドリアマイシン、エピルビシンなど）を挙げます。パクリタキセルについては、分子標的治療薬のベバシズマブとの併用も候補となります。トリプルネガティブ型では、カルボプラチンとゲムシタビンの併用を、横綱クラスとして紹介することもあります。

大関クラスとしては、エリブリンや5‐FU系内服抗がん剤（エスワン、カペシタビン）を挙げ、さらに、前頭クラスとして、ゲムシタビン、ビノレルビンなど、様々な抗がん剤があることをお伝えします。

横綱クラスは、効果が期待できる一方で、副作用がきつい傾向もあり、そのバランスを慎重に判断する必要があります。副作用と一口にいっても、種類はいろいろですし、個人差もありますので、一概に強い弱いを分けられるわけではありません。効果も副作用も「やってみないとわからない」ものであり、まずは試してみる、という考え方もあります。また、脱毛のように、患者さんごとに受け止め方が異なる副作用もありますので、自分の価値観をきちんと担当医に伝えることも重要です。

増えるホルモン療法と分子標的治療薬の併用

ホルモン療法には、アロマターゼ阻害薬（アナストロゾール、レトロゾール、エキセメスタン）、抗エストロゲン薬（フルベストラント、タモキシフェン、トレミフェン）、プロゲステロン製剤などがあります。抗エストロゲン薬の中で、フルベストラントは特に効果が期待できますが、お尻に筋肉注射をする必要があります。それ以外のホルモン療法は、ほとんどが飲み薬です。抗がん剤ほどの副作用はないことが多いのですが、関節痛などの副作用が長く続く方もおられます。

最近は、ホルモン療法に、分子標的治療薬を併用することが多くなりました。特に、CDK4／6阻害薬（パルボシクリブ、アベマシクリブ）が、アロマターゼ阻害薬やフルベストラントとの併用で広く使われています。また、エキセメスタンとの併用で、エベロリムスという分子標的治療薬も使われます。分子標的治療薬を併用すると、ホルモン療法だけのときよりも効果が高まりますが、副作用もそれなりにあります。

なお、これらのホルモン療法の中には、閉経後の患者さんに限って承認されていて、閉経前では使いにくいものもあります。閉経前の患者さんでは、卵巣機能を抑えて閉経状態にする皮下注射（リュープロレリン、ゴセレリン）を使用した上で、上記のホルモン療法を併用することもあります。

HER2陽性の乳がんで治療成績が向上

抗HER2薬としては、トラスツズマブ、ペルツズマブ、ラパチニブ、トラスツズマブエムタンシン（T‐DM1）、トラスツズマブデルクステカン（T‐DXd）があります。トラスツズマブ＋ペルツズマブ＋タキサン系抗がん剤という3つの薬剤の併用を最初に使うのが標準的ですが、トラスツズマブ＋ペルツズマブとの併用で、別の抗がん剤やホルモン療法を使うこともあります。ラパチニブは内服薬ですが、これと内服抗がん剤のカペシタビンやホルモン療法を併用することもあります。

トラスツズマブは、一度効かなくなったあとも、組み合わせを変えながら繰り返し使うことがあります。T‐DM1とT‐DXdは、トラスツズマブに抗がん剤がくっつけられている「抗体薬物複合体」という新しい種類の薬です。T‐DXdは、日本で開発された薬剤ですが、有効性が高く、世界的にも注目を集めています。HER2陽性の乳がんは、かつては悪性度が高いとされていましたが、これらの抗HER2薬が使えるようになって、治療成績が年々向上しています。

トリプルネガティブもポジティブに考える

トリプルネガティブ型は、「ホルモン療法も抗ＨＥＲ２薬も使えない」ということで、名前の通り「ネガティブ」なイメージがあります。でも、トリプルネガティブ型の患者さんには、それらの薬が「使えない」と考えるのではなく、「使わなくてよい」とポジティブに考えた方がよいと説明します。トリプルネガティブ型では、抗がん剤が有効なことが多く、乳がんではあまり使われてこなかったプラチナ系抗がん剤（カルボプラチンなど）が有効であることもわかっています。

また、ホルモン受容体でもＨＥＲ２でもない、新しい治療標的も見つかってきていて、新薬も登場しています。ＰＤ-Ｌ１（免疫の調節にかかわるタンパク質）が陽性のトリプルネガティブ型では、免疫チェックポイント阻害薬（アテゾリズマブ、ペムブロリズマブ）を抗がん剤と併用するのが標準となりました。

トリプルネガティブ型とホルモン型で、ＢＲＣＡ遺伝子の変化があることがわかった場合には、オラパリブという分子標的治療薬を用います。ＢＲＣＡ遺伝子の変化があるということは、「遺伝性乳がん卵巣がん症候群（ＨＢＯＣ）」であることを意味しますので、ＢＲＣＡの検査を受ける際には、その点も理解しておく必要があります。

Q 抗がん剤治療を受けたあと、子供を産めますか？

子供を持つということ。それは、人生の中で大きな意味を持つイベントです。これから子供を持とうと考えている方ががんになった場合、手術、放射線治療、薬物療法などの治療によって、生殖機能（妊孕性《にんようせい》）が影響を受け、子供を持てなくなることがあります。

自分の命が大事…でも、簡単に割り切れない

若くしてがんと診断され、治療の説明を受けた患者さんは、不安でいっぱいです。そこに子供を持つ可能性にも影響がおよぶことを告げられ、突然人生を左右するような重大な決断を迫られることになります。

「がんを治すために必要な治療だとしても、それによって子供を持てなくなるなんて……」「子供を持つより自分の命の方が大事だと担当医は言うけど、簡単に割り切れるものではありません」――そんな切実な声を聞きます。

がんの治療を急いだ結果、妊孕性についての説明が十分になされないまま治療が始まってしまい、あとになって子供が持てなくなった事実を知らされる、というようなことも起きています。医療機関では、がんを治療することに主眼が置かれがちですが、「がんを治せばそれでよい」というわけではないことを、医療従事者もきちんと認識する必要があります。

患者さんは、将来子供を持つことも含め、「自分が大切にしているもの」を医療者に伝えておくことが重要で、初診時の問診票などで意思表示ができる仕組みや、普段の診察室でそういった話が自然にできるような雰囲気があるべきなのだと思います。

治療前に卵子、精子、受精卵を凍結保存

がん治療によって妊孕性が低下するとしても、子供を持つ可能性を残すための方法がいくつかあり、これらは「妊孕性温存」と呼ばれます。具体的には、卵子や精子や受精卵を凍結保存する方法や、女性の子宮・卵巣機能、男性の精巣・射精機能を残す方法があります。

女性のがん患者の場合、がん治療開始前に受精卵、卵子、卵巣を採取して凍結保存することを検討します。卵子を採取する「採卵」のためには、ホルモン剤を使用して

卵巣を刺激する必要があり、2〜6週間程度の時間を要します。

パートナーがいる場合は、パートナーの精子との体外受精を行い、受精卵を凍結保存します。パートナーがいない場合は、卵子を凍結保存します。がん治療を終え、妊娠可能な状況となったところで、凍結した受精卵を融解して子宮に戻すか、凍結した卵子をパートナーの精子と体外受精させて子宮に戻します。そのほか、卵巣そのものを腹腔鏡《ふくくうきょう》による手術で取り出して、凍結保存する方法もあります。

子供を持ちたいと考えているがん患者さんは、妊孕性温存の選択肢も知った上で、がん治療と妊孕性温存について、納得できる選択をする必要があります。検討すべきポイントは、左記の3点です。

①がん治療によって期待される効果（ベネフィット）
②がん治療による妊孕性への影響（リスク）
③妊孕性温存によるリスクとベネフィット

たとえば、早期乳がんに対する術前または術後の抗がん剤治療は、遠隔転移が起きないように行うわけですが、治療を受けることによって、どの程度遠隔転移を防げるのかという「ベネフィット」を知っておくことは重要です。副作用（リスク）があっても、それを上回るベネフィットが期待できると判断できるのであれば、治療を受けることになります。

妊孕性への影響も、副作用の一つですので、それも含めて、リスクとベネフィットのバランスを慎重に判断することが重要です。

妊孕性温存のベネフィットとリスク

抗がん剤治療を受けると、卵巣機能が障害され、多くの場合、月経が止まります。抗がん剤の種類や年齢にもよりますが、40歳の方が早期乳がんに対する標準的な抗がん剤治療を受けた場合、約半数の方は、そのまま永久閉経となります。年齢が若いほど、月経が戻る可能性が高くなりますが、戻ったとしても、通常通りの妊娠が難しい場合もあります。

また、抗がん剤とは別にホルモン療法を受けていれば、その期間の妊娠もできません。子供を持つことを重視するなら、抗がん剤治療を避けたり、ホルモン療法の期間を短くしたりといったことも考えられますが、その分、再発の可能性が高くなるため、バランスを慎重に考える必要があります。

妊孕性温存のために受精卵や卵子を凍結保存してから抗がん剤治療を行う場合、採卵を行うまでに2〜6週間の時間を要するため、治療開始が遅れてしまうこともあります。採卵や卵巣摘出は体に負担となるだけでなく、心への負担も相当なものとなります。また、妊孕性温存にかかる費用に医療保険は適用されないため、高額の費用が自己負担になることもあります(最近は、条件を満たせば、都道府県による妊孕性温存治療費助成が受けられるようになっています)。

凍結保存を行っても、将来、確実に妊娠できるわけではなく、状況によっては妊娠に至らないことや、妊娠できても流産してしまうことがあります。妊孕性温存によって期待されるベネフィット(子供を持てる可能性がどれくらいあるか)と、それに伴うリスクのバランスを慎重に検討して、判断することになります。

自分らしく生きていくための選択を

がんと診断されてから治療が始まるまで、これまでの人生では聞いたことのないような選択肢を次々と提示され、決断していくことになります。これは容易なことではありません。自分一人で抱え込むことなく、家族やパートナー、友人など身近な人たち、そして、医療従事者を頼って相談するようにしましょう。

妊孕性温存を希望する場合は、生殖医療の専門家を受診する必要がありますので、早めに担当医に相談して紹介してもらいましょう。病院の産婦人科で対応しているところもありますし、生殖医療専門のクリニックを紹介される場合もあります。担当医だけでなく、がん相談支援センターなどで相談することも可能です。

がん研有明病院では、がん治療医、生殖医療専門医、看護師、薬剤師、公認心理師、医療ソーシャルワーカーなどからなる、「妊孕性温存支援チーム」を結成して、この問題に取り組んでいます。生殖医療の技術が進歩する一方で、患者さんの悩みや、社会的に解決しなければいけない課題も増えており、社会全体で取り組んでいく必要があると感じています。

患者さんの中には、いろいろと考えた上で、がん治療を優先するため、妊孕性温存をしないと決める方もおられます。また、妊孕性温存を行ったものの、結局、妊娠・出産には至らない方もおられます。つらい決断であったり、つらい結果であったりするわけですが、それでも、自分が大切にしているものと、がん治療の目標を見据えて納得できる道を選ぶ作業は、がんとともに自分らしく生きていくために、とても重要なものです。これからも迷うことがたくさんあると思いますが、身近な人や医療者に頼りながら、進んでいただきたいと思います。

Q

抗がん剤治療を受けるなら「脱毛は仕方ない」のですか？

抗がん剤の副作用には様々なものがありますが、多くの患者さんを苦しめているのが、脱毛です。白血球減少や吐き気と並んで、抗がん剤の3大副作用と呼ばれることもあります。命にかかわるような感染症を引き起こす白血球減少や、身体的につらい吐き気に対して、脱毛は「精神的につらい」副作用です。

髪の毛が抜ける治療を「当然のこと」とは思えない

抗がん剤は増殖する細胞に影響しやすいため、毛根にある毛母細胞も影響を受けて、脱毛が生じます。がん薬物療法として近年主流になってきた「分子標的治療薬」では脱毛の頻度は少なく、脱毛を経験することなく薬物療法を受けている方も増えてきています。しかし、従来型の抗がん剤がなくなったわけではなく、標準治療として今も広く使われています。

私も数多くの患者さんに、脱毛の副作用がある抗がん剤治療を勧めてきました。

「髪の毛が抜けるのはつらいですが、この治療によって得られるものはもっと大きいはずですので、乗り切っていきましょう」

でも、髪の毛が抜ける治療を受けるのが「当然のこと」とは、なかなか思えません。よりよい薬物療法を開発して、「いつの日か、髪の毛の抜けるような抗がん剤がいらなくなるようにしたい」というのが、腫瘍内科医としての私の希望です。何年先になるかはわかりませんが、「昔は髪の毛が抜けるような薬を使っていたんですよ」「えっ、そんな時代があったんですか」というような会話が交わされる日が来ることを夢見ています。

ウィッグを活用して自然に過ごしている人も

そんな未来があるとしても、今はまだ、脱毛と治療効果を天秤にかけて、悩まなければいけない時代です。

「脱毛があっても、少しでも効果の高い治療を受けたい」という患者さんも多いですが、中には「髪の毛がなければ生きている意味はありません。命が助かるとしても、脱毛するような抗がん剤治療は受けません」というような方もおられます。

治療の意味については時間をかけて話し合うのが前提ですが、命よりも髪の毛が大事だと本心で思っている患者さんがいれば、そうした価値観も尊重すべきだと考えています。けっして、「髪の毛なんかどうでもいいでしょう」などということはありません。

そして、脱毛に対して何も対策がないわけではありません。その一つとして、ウィッグ（かつら）や帽子の工夫があります。ウィッグなどをうまく活用して、普通に生活ができ、普通に仕事ができれば、脱毛の悩みは軽減できるはずです。実際に、脱毛があっても、ウィッグを利用して日常生活を自然に過ごしている方も多く、診察室でお会いするときも、意識しなければ気づかないことがよくあります。中には、ウィッグでイメージチェンジして、おしゃれを楽しんでいる方もいらっしゃいます。

頭髪だけではなく、眉毛やまつ毛の脱毛もあり、皮膚や爪の色の変化などもあって、抗がん剤による「アピアランス（外見）」の変化というのは、ウィッグだけで解決できるものではありません。それでも、それぞれの症状に様々な対策が考えられていて、日本がんサポーティブケア学会からは、「がん治療におけるアピアランスケアガイドライン２０２１年版」も出されています。国もアピアランスケアを後押ししていて、２０２３年度からは、アピアランス支援モデル事業を展開しています。

脱毛を防ぐ「頭皮冷却法」

ただ、どんなにアピアランスに対するケアを工夫しても、「今までの自分とは違う」「隠さなければいけないものがある」ということ自体が負担になる方もいます。

ウィッグの装着も楽なものではなく、「暑い季節などはむれてうっとうしいし、ずれているんじゃないかといつも気になってしまう」という声もよく聞きます。がんであることを周囲に伝えていない方にとっては、病気のことがばれてしまうのではないかという心配も重なります。

日本では、がんという病気を特別視する風潮があり、過剰なイメージがつきまとい、ときに差別されてしまうという悲しい現実もあります。がんであることが自然に受け止められ、アピアランスの変化があっても、自然に接してもらえるような社会であれば、がん患者はもっと過ごしやすくなるでしょう。単に「見た目をわからないように隠す」のにとどまらず、どんな状況でも、誰もが自分らしく生きられるように支える社会をつくっていくのが、アピアランスケアの目標です。

脱毛を防ぐための方法も確立しつつあります。抗がん剤の点滴投与中に頭皮を冷やすことで、抗がん剤が毛母細胞に到達しにくくなり、脱毛を防げるとされており、これまで様々な冷却方法が試みられてきました。

以前は頭皮全体の確実な冷却を維持するのが難しく、効果を示すことができていませんでしたが、近年開発された頭皮冷却装置は臨床試験で有効性を示すようになり、日本でも2019年以降、複数の頭皮冷却装置が医療機器としての承認を受けています。早期乳がんの女性を対象とした臨床試験では、通常は全例で脱毛が生じてしまう抗がん剤を用いても、頭皮冷却を行うことで、半数程度の患者さんの脱毛を防ぐことができたと報告されています。

ただ、これらの頭皮冷却装置は、医療機器として承認されていても、保険診療として使えるわけではなく、実際に使用できる医療機関もごく少数に限られているのが現状です。

この医療機器を広く普及させるためには、「脱毛予防のための頭皮冷却法」を保険適用とする必要があり、日本乳癌学会などが保険適用へ向けた要望を出しているところですが、かなりハードルは高そうです。

患者さんにアンケートを取ってみると、脱毛予防への期待は高く、大きな需要があるのは間違いありません。また、脱毛予防ができれば、脱毛によって生じている経済損失を回復させることにもつながり、個々の患者さんだけでなく、社会全体でもプラスに働くことが期待できます。

保険適用へ向けて患者さんとともに

私は頭皮冷却装置が日本で初めて承認されることになった、19年3月の厚生労働省の審議会（医療機器・体外診断薬部会）に参考人として出席したのですが、そのときの発言が議事録で公開されていますので、一部を紹介します（文章は修正しています）。

「私は腫瘍内科医として、近い将来、脱毛のない時代をつくりたい、がん患者さんが脱毛で苦しむことがない時代をつくりたいということで、一つは脱毛のない薬物療法をつくっていくのも使命と思っておりますが、現状では脱毛が避けられない中で、ぎりぎりの思いで抗がん剤を使っているというのが現場の感覚です。抗がん剤を使いながらも脱毛を避けることができれば、多くの患者さんにとって、よりベネフィットを高めることができ、福音となります。頭皮冷却装置を必要としている患者さんがいるというのは、現場でひしひしと感じているところです」

今後は、学会からだけでなく、患者さん自身からも声をあげていただき、保険適用へ向けてともに働きかけていけたら、と思っています。

第5章

進行がんでも「幸せな人生」をあきらめない

遠隔転移があると、がんは治らないのですか？

乳がんは、乳房やその近くのリンパ節に病変がとどまっている「早期がん」の状態で見つかることが多く、手術や放射線治療などの「局所治療」と、抗がん剤やホルモン療法などの「全身治療（薬物療法）」を行って、「根治」を目指します。根治というのは、がんを体から完全に排除することです。

がんの種が全身に広がり、根づいたのが「遠隔転移」

根治を目指す治療を行ったあと、肺転移などの「遠隔転移」が見つかることがあります。これは、乳房にあったがん（原発巣）から、血流を介して、がん細胞という「種」が全身に広がり、原発巣とは別の場所に根づき、「芽」を生やしたものです。

再発しても、それが、手術した乳房や近くのリンパ節にとどまっていれば、「局所再発」となり、もう一度、根治を目指した治療を行いますが、一定の範囲を超えた「遠隔転移」が一つでもあれば、病気が全身に広がったということになり、根治を目指すのは難しくなります。がんが見つかったときにすでに遠隔転移もある「ステージ4」の場合も含め、遠隔転移がある状態を、「進行がん」と呼びます。

がんの種は、最初に原発巣が見つかったとき、すでに全身に広がっていたと考えられます。その種が肺や肝臓や骨などに根づいて、芽を生やして、大きくなったところでCT検査や症状などで発見されて、遠隔転移と診断されます。

がん細胞が1億〜10億個くらい集まって塊をつくったところで、CTで確認できる大きさになるのですが、遠隔転移があるということは、すでに種が体中にまかれているということであり、CTでは確認できない小さい芽もたくさんあると考えられます。

がんをゼロにするのは困難で、薬物療法が中心に

遠隔転移を全部切除してほしい、と考える患者さんもおられますが、CTでは見つけられない種や芽が体中にあるので、仮に、CTで確認できる病変を全部切除できたとしても、がんをゼロにできるわけではなく、根治にはなりません。体の負担なども考えると、遠隔転移の手術は、基本的にお勧めできません。

ただ、しこりのせいで痛みなどの症状を起こしている場合は、手術や放射線治療などの局所治療を行うことで、症状をやわらげる効果が期待できますので、症状緩和と

いう目的においては、局所治療も有用です。

遠隔転移がある場合、治療の中心は薬物療法となります。ただ、薬物療法でも根治は難しいというのが現実です。仮に、CTでは病変がわからなくなるくらいよく効いたとしても、がんがゼロになっているというわけではありません。

がんを体からゼロにすることを「治る」というのであれば、遠隔転移のある「進行がん」は、「治らない」ということになります。将来的に、それによって命も限られる可能性が高いので、この事実はとても重いものです。

ただ、「治らない」としても、「望みがない」わけではありません。遠隔転移のある患者さんに対して、私は「治らない」という事実を伝えた上で、次のように話を続けます。

がんをゼロにすることよりも、「いい状態で長生きすること」が大切

「がんがゼロになるということが本当に重要なのでしょうか。

がんがあってもなくても、『いい状態で長生きすること』の方が大切で、そこに望

みがあるのではないでしょうか。

根治が難しくて、将来的に命を脅かす病気はほかにもたくさんあります。動脈硬化や糖尿病などはその代表です。でも、これらの病気では、「治る」と「治らない」の間に希望と絶望の壁があるようなイメージはありません。動脈硬化を指摘されながらも、あまり気にすることなく、普通に生活している方はたくさんおられます。

しかし、これががんになると、『治らないというのは絶望的』というイメージになってしまいます。動脈硬化や糖尿病のように、適切に治療してうまくつきあえればよいと思うのですが、がんの場合は、どうしてもイメージが先行してしまうようです。

仮に、がんをゼロにすることが目指せるとして、それが究極の目標といえるでしょうか。もし、遠隔転移を全部切除できたものの、手術の合併症で命を縮めてしまった場合、それでもがんをゼロにすることに価値があったといえるでしょうか。

やはり、私は、無理に『根治』を目指すよりも、『いい状態で長生き』を目指す方が自然な気がします。『根治』はなかなか達成できないものです。でも、治らなければ絶望と思い詰めてしまうのは得策ではありません。がんがあること自体は受け止めた上で、『がんとうまく長くつきあう』と考えた方がよいように思います」

がんとうまく長くつきあい、「天寿」をまっとうする

がんが悪さをしないようにうまく抑えながら、いい状態で長生きして、「天寿」をまっとうできるのであれば、それは、「がんが治った」というのと、ほとんど同じことのような気もします。

「天寿」というのは、人それぞれいろいろな捉え方があるでしょうが、「その人なりの人生を生き切ること」と言い換えられるでしょうか。たとえ、がんで最期を迎えるとしても、天寿をまっとうしたといえる生き方はありえると、私は思います。

がんとうまく長くつきあって、天寿をまっとうすることを目指す。そのために、医療があるのだと思っています。

今は薬物療法も緩和ケアも進歩していますので、進行がんでもいい状態で長生きできる方が増えてきました。そういう患者さんの中には、ＣＴでは病変が確認できないくらいになっている方や、遠隔転移とずっとうまくつきあっている方もおられますが、両者に本質的な違いはなく、どの患者さんも、自分らしく生きておられます。

そういう意味でも、「治ったかどうか」にこだわる必要はないのだと思っています。

Q 「抗がん剤が効かなくなったので別の薬に変える」と言われました。とても不安です。

遠隔転移のある進行がんでは、積極的治療の中心となるのは、抗がん剤などの薬物療法で、いろいろな薬が順番に使われます。

患者さんを支える「緩和ケア」は、どんな状況でも常に継続して行いますが、がんをたたく「積極的治療」については、継続するか、お休みするか、変更するか、といった決断を迫られることがあります。

薬物療法の場合、効果が得られていれば、副作用が問題ない限り継続することが多いです。しかし、効果がなかったり、副作用が強くなったりした場合には、中止を検討します。

薬物療法の選択肢はいろいろとありますので、一つの薬を中止した場合、別の薬に切り換えることが多いのですが、そういう「治療変更」に不安を感じる患者さんが多いようです。

薬が変わるたびに別の副作用。永遠に闘っているようで…

「今まで頑張って続けてきた薬が効かなくなったのもショックですが、次の薬に変わるのも恐怖です。これまでもずっと副作用対策に心を削ってきたのに、次の薬でも別の副作用と向き合っていくことになると考えると、重くつらい気持ちになります。薬が変わるたびに、いろんな副作用が重なっていき、永遠に闘っているようで疲れます。

医者からは、『副作用がつらければ、化学療法を休んでもいい』と言われますが、それも怖くてできません。病気も進んで、薬も変わって、これからどんなことが起きるのかとネガティブなことばかり考えてしまいます。どうすればよいのでしょうか」

こういった不安を抱いている患者さんへ、私からのアドバイスは以下です。

①治療を変更しても、休んでも、目標に向かって進むことに変わりはありません
②プラスとマイナスのバランスを考え、医療者とよく話し合いましょう
③治療よりも生き方を中心に考えましょう

効果はがんの大きさより、「いい状態で長生き」につながること

進行がんに薬物療法を行って、がんの大きさが明らかに縮小する確率（奏効率）は、がんの種類、病気の状況、薬の種類によって様々ですが、10〜50％程度のことが多いです。50％の奏効率というのは、医師から見ると「よく効く薬」となるわけですが、効くのが半分にすぎないとなれば、「それだけ？」と思う患者さんが多いかと思います。

しかし、「がんが小さくなること」が本当の意味での「効果」というわけではなく、奏効率で判断するのはあまり適切ではありません。

治療の真の効果とは、患者さん一人ひとりの目標に近づくことであって、その治療が「いい状態で長生き」につながるのであれば、がんの大きさがどうであれ、それは「効いている」ということになります。

ただ、長生きにつながっているかどうかを評価するのは困難なため、目に見えて評価できる「がんの大きさ」をもって、便宜的に効果判定しているわけです。ＣＴ（コンピューター断層撮影）などの画像検査を行って、がんが明らかに大きくなっている場合は、「効いていない」と判断し、治療を中止します。がんが小さくなるか、大きさが横ばいの場合は、治療を継続します。一つの薬物療法を継続する期間もいろいろで、開始早々に中止になる場合から、何年も継続する場合までありますが、平均すると半年くらいです。

薬が効かなくなっても、目標に向かって進むことに変わりはない

誰もが「ずっと効き続けてほしい」と願うわけですが、薬物療法というのは、最初は効いたとしても、いつかは効かなくなるもので、そのたびに治療を切り換えていくことになります。

半年くらいの想定だったのが1年続けられたとしたら、それは「よく効いた」ということになるのですが、患者さん自身はなかなかそう思えず、どんなに効いたとしても、治療切り換えを残念に思ってしまいます。どういう心持ちでいるのがいいのかは難しいところですが、治療変更はこれからも繰り返しあることなので、あらかじめそれを想定しておきながら、常に目標を見据えて進んでいくのがよいと思っています。治療が変わっても、治療を休んでも、目標に向かって進むことに変わりはありません。

副作用への対策も重要

治療効果だけでなく、副作用の評価と対策も重要です。副作用が起きないように予防し、起きた副作用に対するケアを行い、投与法も調整し、それでも副作用がきつい

ようであれば治療の中止を考えます。副作用対策も進歩していますので、つらい症状は抱え込むことなく、必ず医療者に伝えて、早めにケアを受けることが重要です。

治療すればするほどつらくなり、自分の考える目標に逆行していると感じるのであれば、その治療はやめた方がよいです。

「治療は続けなければいけない」と思って頑張ってしまう患者さんも多いのですが、治療を続けるべきなのは、副作用があったとしても、それを上回る「治療効果」が得られて、目標に近づけていると実感できている場合に限られます。どんな治療にもプラス（効果）とマイナス（副作用）があり、そのバランスで考えることが重要です。

抗がん剤は、「つらくても耐えて頑張る」ものではなく、「楽に過ごせるようにうまく使う」ものです。そう思えていないのであれば、治療継続が適切なのか、担当医と話し合った方がよいでしょう。

次の治療を考えるときも、プラスとマイナスのバランスをよく考えることが重要です。それぞれの選択肢について、期待される効果と起こりうる副作用を理解した上で、自分の考える目標に照らして治療法を選択します。どんなに予測しても、やってみないとわからない部分が多いのが医療の難しいところですが、治療開始後もプラスとマイナスのバランスを評価しながら、治療を継続するか中止するかをよく話し合っていく必要があります。

治療の選択肢がたくさんある中で、「積極的治療をお休みする」という選択肢も常に存在します。それが、「いい状態で長生きする」という目標に近づける、最もよい選択肢となることもあります。

「何か治療をしていないといけない」と思い込む必要はありません。積極的治療をお休みしたとしても、苦痛をやわらげ、自分らしく生きるのを支える「緩和ケア」は積極的に行いますので、「何もしない」ということにはなりません。

「残されたカード」のことばかり考えないで

ある患者さんは、残された薬物療法について、「手元にはトランプのカードが何枚かあって、そこから1枚1枚出していき、手持ちのカードがなくなったところでゲームが終わるというイメージ」だと語ってくれました。このようなイメージを抱いておられる患者さんは少なくないようです。

こういう方には、私はよく、「手元のカードのことばかり考えるのはやめてみましょう」とアドバイスをします。

残されたカードが人生のすべてだと思って、それだけを見つめ、カードが1枚減ることを絶望的に捉えてしまいがちなのですが、治療というのは、あくまでも道具の一つであって、人生のすべてではありません。

手元から視野を広げて、家族や身近な人たち、これまでの人生で大切にしてきたことを思い出し、これからどのように過ごしていきたいのかを考えてみるとよいと思います。治療よりも大事なことはいくらでもありますので、治療を中心に考えるのではなく、自分の生き方を中心に考えるのが得策です。

どう生きていくかを考える中で、道具としての治療をうまく使っていくわけですが、道具はたくさんありますので、それがなくなることを心配する必要はなく、また、用意された道具をすべて使わなければいけないと思う必要もありません。

もちろん、がんの症状や治療の副作用によって、つらい状況もあるでしょうが、つらさをやわらげ、自分らしく生きるのを支えるために、「緩和ケア」という道具をうまく使うことも重要です。道具の種類が変わるとしても、自分の生き方が変わるわけではありません。これからも道具をうまく活用しながら、自分らしく過ごしていただきたいと思います。

Q 使える抗がん剤が少なくなってきて心配です。もっと使える薬はないのでしょうか？

近年、抗がん剤に加え、分子標的治療薬や免疫チェックポイント阻害薬など、次々と新しい薬が開発され、使える薬の種類は着実に増えています。治療の選択肢が増えることに希望を感じる患者さんも多いようです。

その一方で、治療が進むにつれて、自分に残された選択肢が少なくなっていくことに不安を感じる方もおられます。

「今使っている抗がん剤が効かなくなったらどうしよう。使える薬が一つ減って、自分の希望も一つ失われてしまう。私にはもう希望が残されていないのではないか」と考えてしまうようです。

治療の選択肢が増え、手持ちのカードが増えること自体はよいことだと思うのですが、カード1枚1枚に希望を重ね合わせている限り、希望が消費されて減っていく感覚や、それに伴う不安は解消しません。カードを増やすこと以上に重要なのは、治療そのものが「希望」だというイメージから離れることだと思っています。

治療は単なる道具　大事なのは治療目標

治療は単なる道具にすぎません。道具は何かの目的があって使うものであって、それを使うことが目的ではありません。希望をかなえるために使うのが抗がん剤であって、抗がん剤を使うこと自体が希望ではないのです。

残された道具を数えるよりも前に、まずは、治療目標を考える必要があります。その上で、自分の手元にある道具を見て、目標に近づくのにプラスになるものがあればそれを使えばいいいし、目標に逆行してしまうような道具は、使わずに置いておけばよいのです。使える道具はすべて使わなければいけない、なんて思う必要はありません。目の前に道具がたくさんあったとしても、一つひとつの道具について、それを使うことがプラスになるのかどうかを考えて使い分けることが重要です。

別の医療機関で治療を受けていて、私のセカンドオピニオン外来を受診される方から、「もっと使える薬はないのでしょうか?」という質問をよく受けます。「治療の選択肢はたくさんありますよ」というのが、この質問に対するストレートな回答になります。薬の候補を具体的に羅列してお伝えすることも可能ですし、それは、専門医にとっては容易なことです。でも、そういう情報をお伝えするだけでは、セカンドオピニオンとして不十分だと私は思っています。

「選択肢があるなら使えばよい」というものではなく、実際に試すかどうかは、プラスとマイナスのバランスに基づく慎重な判断が求められますので、その考え方と判断材料をお伝えすることがより重要です。

また、いくら選択肢を羅列しても、カードが減っていく不安への対処にはならないので、これについての説明も必要です。

「治療のための治療」になっていないか？

患者さんの目線は、どうしても手元にあるカードにばかり集中し、頭の中も治療のことでいっぱいになってしまっています。

「治療こそが希望のすべてです」「治療がなければもはや絶望しかありません」「何が何でも治療を受けたいんです」、こうした言葉もよく聞きます。

このように、治療がすべてだとおっしゃる患者さんに、「何のために治療をしたいとお考えですか？」と尋ねてみると、「何のためというよりも、とにかく治療するしかないんです」という答えが返ってくることもあります。何かのための治療ではなく、

「治療のための治療」になってしまっているんですね。

冷静に考えると、治療というのは病気への向き合い方の一部にすぎず、また、病気というのは人生の一部にすぎないものです。しかし、治療のことで頭がいっぱいになると、「治療が人生のすべてだ」と感じてしまうようです。

「今何をしたいのか」「何を大切に生きていきたいのか」

お勧めしたいのは、治療だけに向いてしまっている目線を、治療よりもずっと大きな「人生」に広げることです。これは難しいことではなく、今まで生きてきた中で普通にやってきたような見方を取り戻し、自分らしく過ごすだけのことです。

一息ついて、青空を見上げたり、花を眺めたり、そんなことでも、心の余裕が生まれ、視野がリセットできるのではないかと思います。

手元のカードの枚数とは関係なく、日々の人生の中にこそ、本当の希望があるはずです。治療のことはいったん脇に置いて、まずは、「今何をしたいのか」「何を大切にして生きていきたいか」「日々どのように過ごしたいか」を考えてみてください。

それを担当医とも共有した上で、手元にあるカードから、助けになりそうなものがあれば試してみることになります。

「治療のために生きているのではなく、生きるために使うのが治療である」ということは忘れないようにしたいものです。

セカンドオピニオン外来では、求めに応じて治療の選択肢も提示しつつ、それらは単なる道具であって、より大事なのは、その使い方と使う目的だとお伝えします。そして、患者さんが大切にしているものをお聞きします。

「治療は単なる道具」ではありますが、その道具が日々進歩しているのは間違いありません。私自身は、臨床試験や治験を通じて、より新しい道具を開発し、道具の精度を高め、よりよい道具の使い方を追求する立場にありますので、その進歩が加速していることは、肌で感じています。

それでも、新治療開発の目的は、「選択肢を増やすこと」ではありません。世界中の患者さんに利益をもたらすことが真の目的です。一人ひとりの患者さんが、進化の恩恵を最大限受けられるようにするためにも、きちんと治療目標を持った上で、自分に合ったものを適切に使うことが重要です。

Q

抗がん剤をあきらめたら、あとは死を待つだけですか

前項で「治療は単なる道具」だと書きました。でも、「治療こそが希望のすべて」だと思いつめ、治療にすがりついてしまう患者さんも多くおられます。治療をあきらめることは、希望を捨てることであり、「死」を意味するのだ、といったイメージもあります。

がんをめぐるイメージが患者を苦しめている

がんそのものだけでなく、むしろそれ以上に、このイメージが患者さんを苦しめているのではないかと思います。「抗がん剤をあきらめたら、死を待つだけ」と思わせてしまうくらい、このイメージは患者さんの心に根深く影響しているようです。

がんという病気は、「悪」「忌み嫌う相手」「闘うべき敵」であり、それを制御できないことは、「敗北」「不幸」「絶望」というイメージにつながります。そこから逃れようと治療に「希望」を見いだして、勝負を挑み続けるという構図が生まれています。

どんなにつらくても抗がん剤を続けることに希望があり、抗がん剤をやめることは絶望で、抗がん剤をやめたあとに仕方なく受ける「緩和ケア」は、絶望の医療だというイメージです。

「緩和ケア」は「絶望の壁」の向こう側というイメージ

実際、「もう使える抗がん剤はないので、『緩和ケア』に移行しましょう」という説明をする医者もいて、それを聞いた患者さんは、一緒に闘ってくれていた医者から見捨てられ、「絶望の壁」の向こう側に追いやられてしまったように感じます。

それでも「何か治療はないのか」と他の医療機関を受診したり、自費診療のクリニックで高額な治療を受けたりする患者さんも多くおられます。

あきらめきれない気持ちを抱えながら、「緩和ケア」に追いやられる患者さんがいる一方で、一部の達観した患者さんは、抗がん剤をやめる決断をして、抗がん剤をあきらめた人だけが受けられる「特別な医療」としての緩和ケアを受けようとします。

いずれの場合でも、抗がん剤をやめるというのは重大な決断であり、後戻りできない人生のターニングポイントです。そこには、希望と絶望を分ける「絶望の壁」があり、壁の向こうには、特別な医療、あるいは絶望の医療としての「緩和ケア」が待っている、という構図になっています。

でも、「絶望の壁」なんていうのは、イメージがつくり出したものであって、本来存在しないものです。「絶望の壁」のイメージから抜け出ることができれば、がんの患者さんは、もっと楽に過ごし、もっと自分らしく人生を送り、もっと上手に抗がん剤や「緩和ケア」を活用できるのではないか、と私は思っています。

治療は単なる道具　希望と絶望を分けるものではない

繰り返しますが、「治療は単なる道具」です。道具を使うこと自体には本質的な意味はなく、それを使っていても、使っていなくても、希望と絶望を分けるほどの違いはありません。目標に近づけるのであれば、うまく道具を使えばよいし、目標に逆行するのであれば、その道具は使わなければよいわけです。

道具を使い終えて片づけたとしても、何かをあきらめたわけではなく、目標に向かって進んでいるという事実には何ら変わりはありません。その時々の状況でプラスとマイナスを判断しますので、あるとき使わないことにした道具を、あとで使うこともあるでしょう。

道具を使うか使わないかということに、希望や絶望のイメージを重ね合わせる必要はありません。道具を片づけることは、後戻りできない重大な決断ではありませんし、そこに「絶望の壁」なんていうものもありません。

「緩和ケア」とは、医療そのもの

「緩和ケア」につきまとうネガティブなイメージも、患者さんを苦しめ、適切なケアを妨げているように思えます。そもそも「緩和ケア」というのは、抗がん剤をあきらめたあとに行う「特別な医療」でも、絶望の壁の向こう側にある「絶望の医療」でもありません。

「緩和ケア」とは、常に患者さんのそばにあって、つらいことや困っていることに対して手を差し伸べ、自分らしく生きていくのを支えるものです。抗がん剤を使っているかどうかとは関係なく、いつでもどこでも、普通に行われる医療のことです。

医療者は、患者さんが不安なことがあれば話をうかがい、痛みがあれば痛みをやわらげるケアを行い、病気や治療にまつわる悩みがあれば、それに対処しますが、それらはすべて「緩和ケア」です。医療のすべてが「緩和ケア」に通じるといっても過言ではなく、私は、『緩和ケア』とは、医療そのもの」だと説明しています。

従来の「緩和ケア」のイメージ

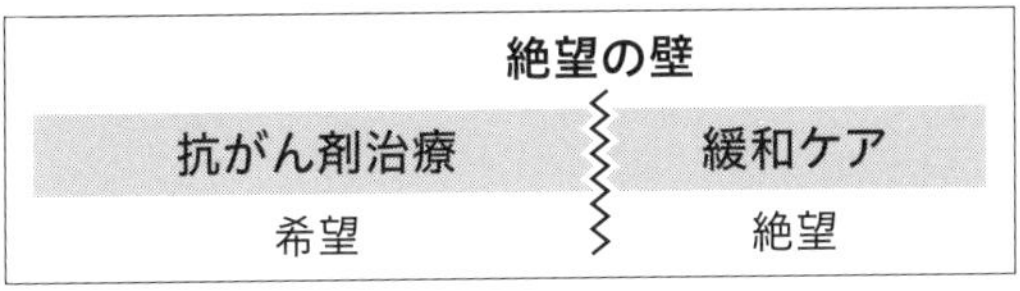

「緩和ケア」は、抗がん剤が使えなくなったあとに行う、死を待つ医療といったイメージがある。

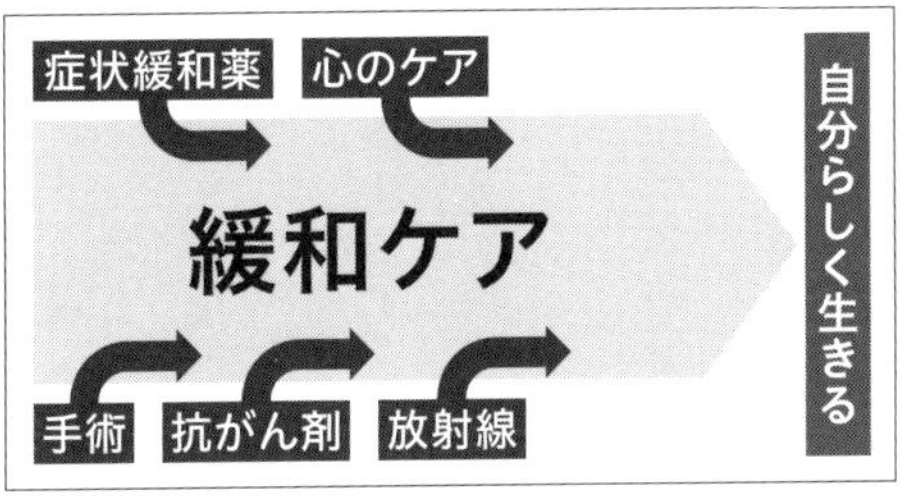

「緩和ケア」とは医療そのもの

「緩和ケア」とは、患者さんが自分らしく生きるために行うすべての医療のこと。

がんの患者さんに対する医療の真ん中に「緩和ケア」があって、それに付け加える形で、抗がん剤などの道具も工夫しながら使っていく、というのが、これからのがん医療のイメージです。

「『緩和ケア』とは、常に患者さんのそばにあって、つらいことや困っていることに対して手を差し伸べ、自分らしく生きていくことを支えるもの」

このイメージで、すべてのがん患者さんが「緩和ケア」を自然に受け止め、活用することができれば、「絶望の壁」を意識することなく、抗がん剤などの道具もよりうまく活用できるようになるのではないかと思います。

道具を中心に考えるのではなく、まず目標を考えて、その目標に向かってプラスになる医療を考えていくことが重要です。抗がん剤という道具を使っていても使っていなくても、「緩和ケア」という大事な医療が、患者さんの人生を支え続けます。

生きるということは「死を待つだけ」のものではありません。

少なくとも、「抗がん剤をあきらめたら、あとは死を待つだけ」と思い詰める必要はありません。これからの時間をどう過ごしていきたいかを家族や医療者にも語っていただき、それを支えるためにできることをみんなで考え、取り組んでいくというのが本来の医療の姿であり、それこそが「緩和ケア」なのだと思っています。

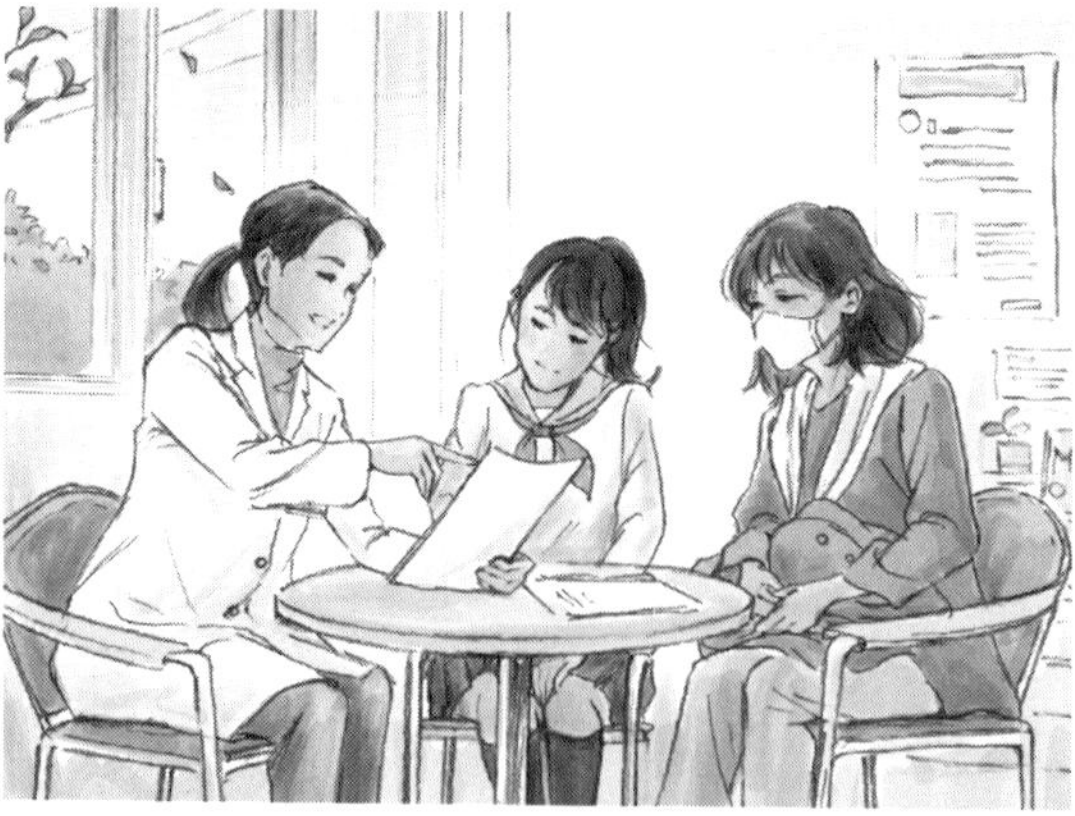

Q 「余命宣告はわざと短めにする」って、本当ですか？

「あなたに残された命は○か月です」というセリフは、ドラマで見かけることはありますが、私自身はこのような言い方をしたことはありません。

腫瘍内科医として、これまでに多くの患者さんを看取ってきましたが、自分の患者さんがいつ旅立つかというのは、簡単に予測できるものではありません。「余命はわからない」というのが、最も正確な説明となります。

もし、患者さんの運命が正確にわかるのであれば、その情報はお伝えした方がよいのかもしれませんが、神様でもない医者に、患者さんの運命を見通すことはできません。どのような経過をたどるのか、治療がどのような効果をもたらすのか、副作用がどうなのかも、現在の医療では正確には予測できないというのが現実です。想定外のこともたくさん起こりますし、急に状態が悪化することもあれば、奇跡と思えるような経過をたどる患者さんもおられます。

人生そのものがそうであるように、医療でも、確実な未来を言い当てることはできません。「医療の不確実性」という言い方をすることもあります。少なくとも、医者が神様のように運命を知っていて、その重大な事実を本人に「宣告」するという「余命宣告」のイメージは正しくありません。

ＳＮＳでよく見かける「余命を過ぎても元気」

それでも、「余命宣告」を受けたという患者さんや家族のコメントは、ＳＮＳなどでもよく見かけます。宣告された余命を過ぎても元気にしている、というコメントもあります。宣告されたよりも余命が短かった、というコメントは目につきにくいこともあり、どちらかというと、「余命を短めに言われた」というコメントが目立ちます。

実際に、医療現場でどのように「余命宣告」がなされているのかはわかりませんが、宣告された余命が、実際より短いこともあれば長いこともあるでしょう。「短めに言っておけば、それより長く生きたときに感謝してもらえる」「長めに言って、実際には短かったときに医療ミスと言われかねない」というような意識が、医者側にないとも言い切れませんが、そもそも、正確な余命宣告はできない、と理解するのがよさそうです。

正確なことはわからないとしても、自分がこの先どうなっていく可能性があるのか、ある程度知っておきたいという患者さんは多いでしょう。「医療の不確実性」の中で、今後の見通しをどのように伝えるか、というのは大きな課題です。患者さんから余命について聞かれたとき、私はある程度の幅を持って、可能性をお伝えしています。

「今日中」から「何十年も先」まで可能性の幅は広く

遠隔転移のある進行がんの場合、がんをゼロにする根治は難しいこと、全身に広がったがんによって命を落とす可能性が高いことは、きちんとお話しします。その上で、最期を迎えるのがいつ頃になるのかについては、いろいろな可能性があることをお伝えします。

厳しい経過をたどった場合には、すぐに命にかかわる状況になる可能性もあること、いい方の経過をたどった場合には、がんとともに、うまく長くつきあっていける可能性があること。病状によって、伝えるニュアンスは異なりますが、「今日中」から「何十年も先」まで、可能性の幅を広くとって説明します。

「今日から100年後まで」となると、「何もわからない」というのと同じになってしまいますが、時間軸をどのくらいの感覚で考える状況なのか、「時間単位」「日単位」「週単位」「月単位」「年単位」「十年単位」という表現を使って説明をすることはあります。「月単位」といえば、1週間で最期を迎える可能性は低いけれど、1年後を考えるのは難しそう、という意味合いになります。いずれにしても、「あと○か月」といった一定の数字を示すことはありません。

過去のデータや臨床試験の結果から、「生存期間中央値」というものを調べてお伝えすることは可能ですが、この数字だけで理解するのは必ずしも適切ではありません。生存期間中央値というのは、同じような状況の患者さんが99人いたとき、50人目の方が亡くなるまでの期間です。

おおよその目安にはなりますが、この数字というのは、99人の中の1人の生存期間を表しているだけで、1人目の方が亡くなってから99人目の方が亡くなるまでの間には、相当な幅があるわけです。平均的な数字を知ることも有用かもしれませんが、可能性に幅があることも、同時に理解しておく必要があります。

最善を望み、最悪に備える

私は、可能性には幅があることを伝えた上で、次のように説明します。

「悪い方の可能性もきちんと考えて、準備すべきことは準備し、その上で、よい方の可能性に期待して生きていくのがよいかもしれません」

英語では、「Hope for the best and prepare for the worst.（最善を望み、最悪に備える）」という慣用句もあるようです。よい方の可能性だけを考えて現実から目をそらすのでもなく、悪い方の可能性だけを考えて絶望してしまうのでもなく、その両方の可能性を幅広く想像して、これからの時間の過ごし方を考えていくことが重要なのだと思います。

自分が最期を迎えることを想像するのはつらいかもしれませんが、それは、「今すべき大切なこと」について考え、今日一日を大事に生きることにつながります。

進行がんとわかって、今という時間が、これまでになく貴重なものに感じられるという方もおられます。自分は何をしたいのか、家族や大切な人たちに何を伝えたいのかを考え、準備することは、人生で最も貴重な時間を過ごすためにプラスに働くはずです。

病気が進行して状態が悪くなったときにどこで過ごしたいのか、最期はどこでどのように迎えたいのかについても、家族と話し合い、準備しておくことが重要です。残された時間が長くあってほしいと願いつつ、短い可能性も想定して、今ある日々に希望を見いだし、自分らしく生きていくということなのかと思います。

余命を考えることは、生き方を考えること

死は、誰もがいつかは迎えるものですが、それは自分で制御できず、いつやってくるかもわからない厄介なものです。自分の死と向き合うのはたやすいことではありませんが、それを避けるのではなく、意識しながら生きることで見えてくるものもあるはずです。そして、命の長短によらず、自分らしく生き抜くこと、すなわち、「天寿をまっとうすること」は、誰もができるのではないかと思っています。

余命について語り合うことは、単に数字を「宣告」するという話ではなく、今後の可能性の幅を共有しつつ、これからの生き方をともに考えることです。命の限界を意識しつつ、その長さだけではない価値を考えることが重要で、医療はそれを支えるためにあります。

Q わらにもすがる思いです。自費診療で免疫療法を受けさせてください。

前にも書きましたが、残された抗がん剤の選択肢を、手元のトランプのカードのように数え、「最後の1枚を使い終えたらゲームオーバー」、といった感覚を持っている患者さんがおられます。その1枚のカードが希望のすべてであって、たとえそれが助けにならなくても、すがりつくしかない、という感覚です。

「おぼれる者はわらをもつかむ」ということわざがありますが、実際に「わらにもすがる思い」とおっしゃる患者さんは、多くおられます。

高額のお金をつぎ込む患者さんも

「免疫療法」には、有効性が証明され、保険診療で行われるものもあります。一部のがんに対する「免疫チェックポイント阻害薬」を用いた治療です。

しかし、クリニックなどで行われている自費診療の「免疫療法」は有効性が示されておらず、国の承認も得ていません。がんに対して効果があるかのように宣伝され、自費診療で行われている「○○療法」はいろいろありますが、これらは科学的に有効だとは証明されていません。おぼれている患者さんを救うことにはなりませんので、まさに「わら」なのですが、そんな「○○療法」に高額のお金をつぎ込む患者さんもおられます。

効果があると信じておられる方もいれば、効果がないことはわかっていながら、すがりつかずにいられない……という方もおられます。

たとえ効かなかったとしても何かをしていたい患者さん、どんなに費用がかかっても患者さんのために尽くしたいご家族、そして、そんな患者さんやご家族の気持ちにつけこんで、ビジネスを展開するクリニック。この構図の中で、「○○療法」を行うクリニックの売り上げは増える一方です。そして、切羽詰まった患者さんは多くの場合、希望を満たされることのないまま振り回され、さまよっているようです。

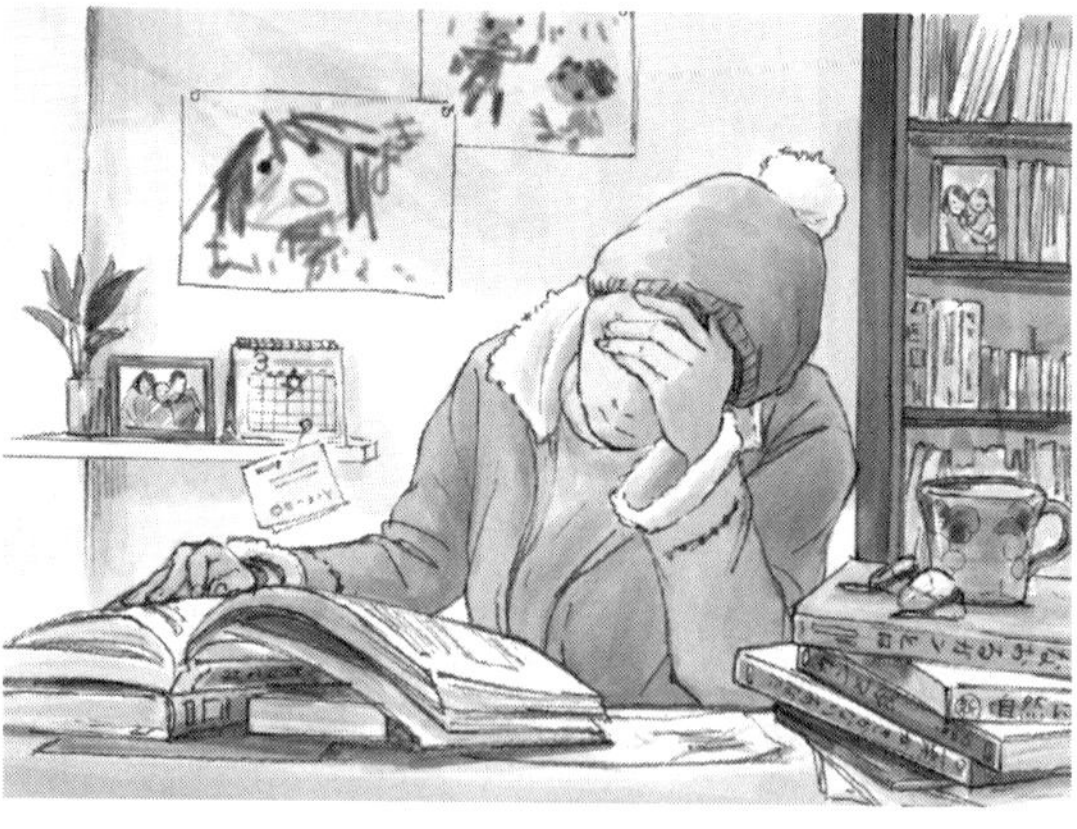

医療機関を渡り歩く「がん難民」が増えている

「もうこれ以上、治療法はありません」と言われ、それでも希望を見いだしたくて、医療機関を渡り歩く患者さんは「がん難民」と呼ばれることがあります。近年、自費診療でいろいろな治療を提供するクリニックが増え、がん難民の受け皿が広がったようにも見えます。選択肢が増えたせいで、かえってがん難民が増えているのではないかと感じることもあります。しかし、どんなに選択肢が増えても、患者さんの切羽詰まった気持ちが満たされなければ、がん難民は救われません。

私も患者さんから、「〇〇クリニックの〇〇療法を受けたい」と懇願されることがあります。「〇〇療法が有効であるという根拠はなく、費用も高く、お勧めできない」と説明するわけですが、それでも受けたいという場合には、紹介状を書いて、送り出すこともあります。

そんなとき、「自己責任で行くのだから、あとはどうなっても知りませんよ」と見放すような医者もいるようですが、私は、「うまく行かなかったら、いつでも帰ってきてくださいね」と声をかけるようにしています。こうしたクリニックでは、緊急時の対応や緩和ケアはしてくれないことも多く、患者さんを継続してきちんと診ていく医療機関は必要なのです。

選択肢を増やしても、規制しても…

あまり救いのない話になってしまいましたが、がん難民に対して医療は何をすべきなのか、そして、がん難民になりがちな患者さんは、どのようにがんと向き合っていくべきなのかを、みんなで考える必要があるのだと思っています。

「がん難民は治療を求めているのだから、治療の選択肢を増やせばよい」という主張もありますが、それだけでは、がん難民問題の根本的な解決にはなりません。おぼれている人に渡す「わら」の種類を増やしても、救い出すことにはつながらないのです。中には、少しは助けになるものがあるかもしれませんが、すべての望みをかけてすがりつくのは得策ではありません。

わらを高いお金で売りつけるようなクリニックを規制すべきだという意見もあり、私もその必要性は感じていますが、しかし、それもがん難民問題の解決にはつながりません。わらの種類を増やす、あるいは高いわらを規制するといった話ではなく、それにすがりつかなければならないほど追い詰められた患者さんの思いに、もっと目を向けるべきなのだと私は思います。

けっしておぼれているわけではない

わらにもすがりつきたい患者さんは、本当におぼれているのでしょうか。がんという病気につきまとうイメージで、あるいは、わらを高く売りつけたい業者の思惑で、「自分はおぼれている」と思い込まされているだけではないでしょうか。

つまり、「治らないがんを抱えているということは、わらにもすがるような切羽詰まった状況なのだ」という思い込みはないでしょうか。

がんを患うというのは、確かに大変なことではありますが、実際のつらさ以上に、がんにつきまとうイメージに苛《さいな》まれることも多いようです。

がんの患者さんは、荒れた海の中にあったとしても、けっしておぼれているわけではありません。わらにすがりつく必要はないのです。あわてることなく、波に身をゆだね、大海原全体を見渡してみてはいかがでしょうか。今何をしたいのか、これからの人生をどのように過ごしていきたいのかを考えてみてください。

つらいときはまわりの人や医療者に頼りながら、波の穏やかな場所を探し、自分のペースで目標に向かっていくのがよいと思います。どうしても何かにすがりつきたいと思ったときは、その気持ちを医療者に伝えてみてください。医療者はともに大海原を泳ぎながら、解決策を考えてくれるはずです。

手元のカードがなくなっても、ゲームオーバーではありません。そもそも人生は、残っているカードの枚数で勝負が決まるトランプゲームとは違います。仮に治療をあきらめたとしても、それで人生が終わるわけでも、絶望が訪れるわけでもありません。

治療を受けていても、受けていなくても、今まで通りの日々があり、それを支える「緩和ケア」が、いつでも手の届くところにあります。「○○療法」で頭がいっぱいの方がおられたら、ちょっと一息ついて、まわりを見渡してみてください。もっと大切なものがたくさんあるはずです。

この治療にかけてみたいんです。奇跡を信じちゃダメですか？

「がんが進行し、痛みやだるさが強くなり、担当医から「抗がん剤を使っても効果はほとんど期待できない」と言われました。それでも、あきらめたくないんです。できることがあれば、何でもやってみたい。少しでも可能性があるなら、それにかけてみたいんです。奇跡を信じちゃダメですか？」

診察室で、そのように切羽詰まった思いをうかがうことがあります。

強く信じれば信じるほど絶望も大きく

進行がんの患者さんがよく口にする「奇跡」とは、治らないと言われた病気が治ることであり、効かないと言われた治療が効くことです。奇跡を起こすことが最後の希望であり、奇跡が起きなければあとは絶望しかない、と思い詰めているようです。

追い詰められた状況で、それを打開する奇跡を期待するのは、ごく自然な心の動きだと思います。奇跡が起きると信じて取り組むことで、大きな力を発揮できることもあります。奇跡を信じる気持ち自体は大事にしたいと、私は思っています。

でも、「最後の希望」としてすがりつく奇跡は、起きないことが多いのが現実です。「奇跡」とは、「常識で考えては起こりえない、不思議な出来事・現象」だと辞書（『大辞泉』小学館）に書いてあります。起こそうとしてもまず起きないのが、奇跡なのです。

奇跡を信じて治療に取り組んでいる間はよいにしても、病状が悪化して、治療が効いていないとわかったときには絶望が訪れます。奇跡を強く信じれば信じるほど、そのあとの絶望も大きくなります。

奇跡を信じつつ、それが起きなかったときにも、絶望ではなく、何らかの救いがあるような、そうした心の持ち方はないものか。そして、それを支えるような医療はないものか。そんなことを、私は考えてきました。数多くの患者さんと語り合った経験をもとに、ここで私なりのアドバイスをしてみたいと思います。

「この治療しかない」とは考えないこと

奇跡という言葉は、インターネットや書籍などでたくさん見かけます。

「末期がんからの奇跡の生還」

「○○療法で、あなたにも奇跡が起きる」

こうした宣伝文句を見ていると、自費診療で行われる免疫療法や民間療法といった「○○療法」を受ければ、本当に奇跡が起きるような気持ちになってくるかもしれません。確実に奇跡が起きるのであれば、それはもはや「奇跡」とはいえないと思いますが、患者さんの何かにすがる気持ちをあおるために、このキーワードが多用されているようです。

「私には、この『○○療法』しか希望が残されていません」と、すがりついてしまう患者さんも多くおられます。でも、そんな「○○療法」が効かなかったとき、それを最後の希望だと思っていた患者さんは、絶望の淵に落とされてしまいます。高額の費用がかかることもあるようです。

何らかの治療を受ける場合、効果に期待して取り組むことは大事ですが、「この治療しかない」と思うのは得策ではありません。治療は自分らしく生きていくための道具です。目標に近づくために、数ある道具の中から適切に選ぶものであって、一つの道具にすがりつくようなものではありません。

抗がん剤以外にも、「緩和ケア」など、医療にできることはたくさんあり、ご本人やご家族にできることもたくさんあります。「自分にはこれしか残されていない」と思い詰めるのではなく、医療者やまわりの人と思いを共有しながら、今できることをいろいろと考えてみるのがよいと思います。

医療は不確実なもので、治療が期待通りには効かないことはよくあります。効かない可能性や、悪い方の経過をたどる可能性も想像しておいた上で、よい方の可能性に期待して取り組むのがよさそうです。たとえ奇跡が起きなかったとしても、その時々の状況で、適切な道具を選んで試していけばよく、次に使う一つの道具を「最後の希望」と呼ぶ必要はありません。

今ここにある奇跡を感じる

そもそも、奇跡というのは、何か特別な治療を受けることで起こすものではなく、一人ひとりに、もともと起きているものだという気もします。

この世に生を受けて、様々な出会いを重ね、今ここで生きているという事実も、ある意味で奇跡です。高いお金を払って特別な治療を受けて、それでもなかなか手の届かない「奇跡」にすがるよりも、すでに手に入れている奇跡を感じる方がよいのかもしれません。

一人ひとりが小さな幸せや出会いを積み重ねてきた「軌跡」の中にこそ、「奇跡」があるのだと思います。これから特別な奇跡を起こそうとするよりも、これまでの人生の軌跡を振り返り、今自分のまわりにあるものを見渡し、これからも続く日々の生活を考え、その中に奇跡を探してみるのはどうでしょうか。

がんを治すことは難しいとしても、自分らしく生きることはできます。どんなに厳しい状況でも、日々の中で「よかった」と思えることはあるはずです。特別な治療を受けなくても、標準的な治療や「緩和ケア」はいつでも手の届くところにあります。

がんを治すことだけが奇跡だと決めつけると、それはなかなか達成できませんが、つらい症状が楽になったり、昨日よりもよいことがあったり、今ある日常に幸せを感じられたり……。そういった小さなキセキを積み重ねていけるとよいのではないかと思います。

普通に手に入るものの中にこそ

次ページのイラストは、イラストレーターのさかいゆはさんに本項のテーマを相談し、描いてもらったものです。実際に近所を散歩して、奇跡の場面を探してくれたそうです。

コンクリートの壁の隙間から生えて、一輪だけ咲いているコスモスと、それを見つけて足を止める買い物帰りの女性。ありふれた日常の中にある、ささやかな光景です。花が咲いていても気にもとめず、見過ごしてしまうことも多いと思いますが、こうやってイラストで切り取っていただくと、いろいろと感じるものがあります。

少し心の余裕をもって、身の回りの風景や身近な人たちとの語り合いなど、普通に手に入るものの中にささやかな奇跡を見いだせるとよいのでしょう。

私たち医療者も、そんな「奇跡」を支えられるように、いろんな道具を用意して、工夫していきたいと考えています。

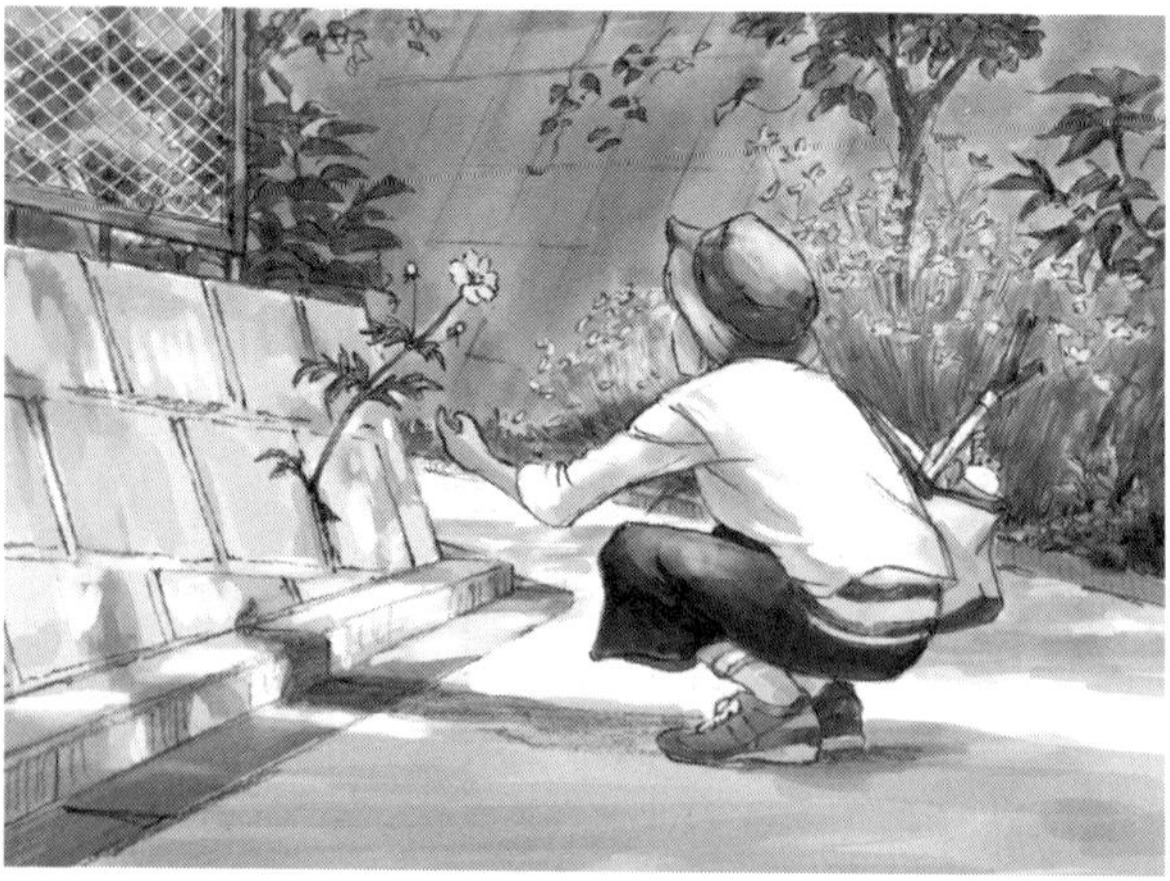

Q

「根治は目指さなくていい」って、どういうことですか?

最初にがんができるのが「原発巣」で、原発巣から離れた場所までがんが飛び、塊をつくるのが「遠隔転移」です。遠隔転移のある「進行がん」は根治が難しいのですが、進行がんの患者さんに対して、私は、「根治は目指さなくていい」と説明します。

「とにかくがんを治してほしい」とおっしゃる患者さんも多く、すぐには理解してもらえないこともありますが、とても大事なことなので、時間をかけてお話しするようにしています。

「進行がん」では根治は難しい

「根治」とは、体からがんをすべて取り除き、ゼロにすることです。

がんが限られた範囲にとどまっている「早期がん」であれば、がんを手術で取り切ることで、根治を目指せますが、「限られた範囲」をこえて「遠隔転移」が生じていれば、病気が全身に広がっていることを意味し、「進行がん」となります。

進行がんであっても、「治してほしい」と願う患者さんが多いのですが、がんをゼロにすることは難しいのが現実です。ＣＴ検査などで確認できる遠隔転移が一つだけだったとしても、がん細胞という「種」は体中にまかれたと考えられます。検査でわかるのは1㎝くらいの塊を形成したときですが、1㎝の塊というのは、がん細胞が約10億個集まったものです。それより小さい塊があっても、検査では見つけられないわけです。しかし、1個でも転移が見つかったということは、他にも小さい「芽」が生えている可能性が高いと考えられます。

そのような状況で、見つかった遠隔転移を手術で切除したとしても、がんをゼロにすることにはなりません。ＣＴでは遠隔転移がわからなくなっても、体中にがん細胞の種や芽が残っているからです。

前にも説明したように、限られた範囲に対して効果を発揮する、手術や放射線治療などを「局所治療」といいます。早期がんであれば、局所治療で根治を目指せますが、進行がんの場合は、体全体の病気を制御する必要があるため、局所治療ではなく、薬を全身に行き渡らせる「全身治療」、すなわち、「薬物療法」を行う必要があります。

進行がんであっても、特定の部位の病変によって、痛みや圧迫などの症状が起きている場合には、症状をやわらげるために、放射線治療などの局所治療を行います。ただ、局所治療では、体全体のがんの制御はできませんので、あくまでも、症状緩和が目的なのだと理解しておくことが重要です。

体全体のがんの制御のために行う薬物療法では、抗がん剤のほか、ホルモン療法、分子標的治療薬、免疫チェックポイント阻害薬など、様々な薬剤が使われます。

近年は薬物療法も進歩し、高い効果が得られることが増えていて、CT検査では病変が確認できなくなることも、ときどき経験します。しかしながら、がん細胞の塊が見えないからといって、がんがゼロになったということではありません。

現在、体からがん細胞が消えたかどうかを厳密に調べる方法はありません。血液検査でがんのDNAを見つけて診断する方法も普及しつつありますが、そうした最先端技術を用いたとしても、「根治」を判定するのは困難です。

ここまでの説明を整理します。

・遠隔転移のある進行がんでは、「根治」は難しい。
・遠隔転移を切除した場合や、薬物療法が効いてがんが確認できなくなった場合など、治ったように見えることがあるが、がんがゼロになっているわけではない。

・そもそも、がんがゼロになったかどうかを判定することはできない。

では、このような事実をどのように受け止め、どのように考え、進行がんとどう向き合っていけばよいのでしょうか。

それに対する私の回答は、「根治を目指さなくていい」というものです。

「治る」ことより大事なこと

治ったように見える状態になる場合があるとしても、けっしてそれが治療の目標ではありません。

がんをゼロにするのは難しく、ゼロになったかどうかを判定するのも難しいのに、それを目指すのは得策ではありません。そんなことにこだわるより、もっと大事なことがあるのではないかと思うのです。

「治らない」という事実を受け止めるのは容易なことではないでしょうが、「治る」ことへのこだわりから解放されたと考えてみるとよいかもしれません。治ることよりも、大事なことがあると気づけば、気持ちもラクになるのではないかと思います。

「いい状態で長生き」を目指す

進行がんの患者さんに対して、私は、「がんをゼロにするのは難しい」ときちんと伝えた上で、次のように続けます。

「がんをゼロにすることが目指せたとして、それが究極の目標と言えるでしょうか。体中の病気を切除して、強力な抗がん剤を使って、がんはゼロになったけど、命を落としてしまったという場合、それでも、がんがゼロになってよかったと思うでしょうか。つまり、根治にこだわるよりも、『いい状態で長生きすること』を目指す方が重要なのだと思います。根治は達成できないとしても、がんとうまく長くつきあっていくことができます」

根治にこだわってしまうと、「いい状態で長生き」ができていたとしても、気持ちは満たされません。手の届かない「根治」を追い求め、つらい治療にすがってしまったり、不全感を抱えながら過ごしたりすることになります。逆に、「根治」が究極の目標ではないということに気づければ、追い詰められて治療を受けるのではなく、目標に適した治療をうまく選べるようになるはずです。

医師の中にも、「根治」にこだわりを持ち、遠隔転移に対する局所治療を勧めたり、強い抗がん剤を勧めたりする人がいます。遠隔転移でも手術して長生きしている人がいる、という経験を語る医師もいます。でも、そういう手術をせずに長生きしている人もたくさんいますので、手術のおかげで長生きしたかどうかはわかりません。

「根治を目指しましょう」という言葉に飛びつきたい気持ちもあるでしょうが、強力な治療を受けることにはマイナス面もありますので、本当の目標は何なのかをよく考えて、冷静に判断する必要があります。

遠隔転移の数が少ない「オリゴ転移」という状態の患者さんに対して、適切な薬物療法を行いつつ、すべての遠隔転移に、最新の放射線治療を行うことの有効性を見る臨床試験が行われています。該当する患者さんを、放射線治療を行うグループと行わないグループにランダムに振り分けて比較する、ランダム化比較試験です。

これまでに結果が発表された小規模な臨床試験では、放射線治療を行うグループで生存期間が延長する傾向が見られたケースもあれば、逆に生存期間が短くなる傾向が見られたケースもあり、結果は一貫していません。現在、大規模な臨床試験（第3相試験）が進行中で、数年後には結果が出ますので、それを待ちたいと思います。

もし、生存期間の延長が明確に示されれば、オリゴ転移に対して、局所治療が推奨されることになりますが、そうだとしても、局所治療は「根治」を目指すものではなく、「いい状態で長生き」することを目指すものだというところが重要です。

もし、生存期間の延長が示されないのであれば、局所治療は「いい状態で長生き」にはつながらないので、受けない方がよいということになります。根治したように思いたい、という理由で過剰な治療を行うことは避けなければなりません。

医療は「幸せ」のためにある

私の患者さんの中には、進行がんを抱えながら、自分らしく生きている方がたくさんおられます。CTを撮れば病変が確認できますが、何年にもわたって悪さをすることなく落ち着いているような方もいます。その病変に対して局所治療を行うことも可能ですが、あまりその必要性は感じません。3週間に1回、負担の小さい点滴治療を受けに来られて、診察室では、ほとんど雑談だけ交わしているような患者さんや、治療をお休みして、半年に1回くらい経過観察しているような患者さんもいます。

私は、早期がんでも進行がんでも、がんがあってもなくても、すべての人の「幸せ」を目指したいと思っています。「根治」だけが幸せだと思い詰めるのではなく、「根治」よりも大事な「幸せ」があることを忘れずにいたいものです。

あとがき

腫瘍内科医として、これまで、数多くのがん患者さんと出会ってきました。いろんな患者さんに支えられ、ここまでやってこられたわけですが、私が研修医になって初めて入院時から受け持ったAさんとの出会いは、私の腫瘍内科医としての原点となっています。

Aさんは当時42歳。血液の難病と診断されたあと、貧血、腹水貯留や全身のむくみが進んで緊急入院となり、私が担当することになりました。

現場に出てまだ数日の研修医が、緊張感いっぱいの中で迎えた最初の患者さんです。指導医から、「まず採血しておいて」と言われ、あいさつもそこそこに採血を試みましたが、失敗。Aさんには、「何やってんのよ」ときつく言われ、採血後の問診や診察もろくにできないまま、おわびして退散しました。患者さんのために「いいこと」をたくさんしようと意気込んでいた私にとって、出だしから失敗し、叱責を受けたショックは大きく、研修医室で落ち込んだまま、しばらく何も手につきませんでした。

やがてAさんがCT検査に呼ばれたと連絡があり、私が付き添うことになりました。気まずい空気とともに車椅子を押す私に、Aさんは、ゆっくりと語り始めました。発症から診断、入院に至るまでの経過、急速に悪化する症状のつらさと不安、治療にかける思い……。入院が決まって、不安におしつぶされそうになりながら病棟に着いたら、初対面の研修医にいきなり採血をされ、それが失敗。思わず声を上げてしまったということも。

検査待ちの時間は思いのほか長く、私はAさんといろんなことを語り合いました。ご家族のこと、お互いの趣味の話、他愛のない雑談も。検査を終えて病棟に帰る頃には、すっかり打ち解けて、硬かったAさんの表情も穏やかになり、車椅子を押す私の足取りも軽くなっていました。ここで私は、採血で失敗したこと以上に、欠けていたものに気づきました。

その後、Aさんの病状が改善することはなく、医学的にできることは限られていましたが、私は、とにかくベッドサイドに足しげく通い、Aさんと語り合うことを心がけました。

そんなある日、Aさんからネクタイのプレゼントをいただきました。つらい病気と向き合う中で、私のような研修医に、このようなお気遣いをしてくださるとは……。

濃紺のネクタイには、私への激励とともに、いろいろな思いが込められていたはずです。Aさんは、その後まもなく永眠されました。

私はそれ以来、病院に出勤するときは必ずネクタイを締めています。深夜に病院に呼び出された日も含め、これまで一日も欠かしたことはありません。ネクタイを襟元でキュッと結ぶとき、Aさんをはじめとする患者さんたちに思いを馳《は》せ、身と心を引き締めます。

最近はネクタイをしている医者は少数派ですが、私は腫瘍内科医としての原点を忘れないために、このこだわりは捨てません。

Aさんと出会った頃、私は、HBMという言葉をつくりました。HBMというのは、「Human-Based Medicine（人間性に基づく医療）」の頭文字をとったもので、医者としての私のモットーです。

リンカーンのゲティスバーグ演説をまねて、HBMを、「人間の人間による人間のための医療」と紹介することもあります。医療の主体は「人間」であり、医療の根拠となるのは「人間の思い、価値観、語り合い」であり、医療の目標は「人間の幸せ」だということです。

医療がどんなに進歩しようとも、患者さんと医療者が人間として語り合うことが、医療の原点です。私自身も人間ですので、いろんな患者さんと接して、うれしいことも、落ち込むことも、心を揺さぶられることもあります。一日の外来を終えたあとは、どっと疲れを感じると同時に、患者さんの笑顔を思い出して、ほっと一息つきます。これが医療なんだと思います。

患者さんには、自分が大事にしていることや、最近あった楽しい出来事などを、どんどん語ってほしいと思います。ＨＢＭは、そんな雑談から始まるものです。医学的な知識は医療者のほうが多く持っているでしょうが、患者さんの思いや価値観に関する情報は、患者さん自身のほうが圧倒的に多く持っています。お互いが持っている情報を出し合い、思いもぶつけ合って、人間どうしの語り合いに基づいて医療を行うのが、ＨＢＭです。

患者さん一人ひとりが、医療を自分のものだと感じ、自分なりの幸せを目指せる、そういう普通の医療が、普通に行われてほしいと願っています。

２０２３年春、私が医療監修を務めたＮＨＫドラマ「幸運なひと」が放送されました。生田斗真さん演じる、中学校の保健体育教師が、がんを患いながら、多部未華子さん演じる妻との関係性を再構築していく物語です。がんがあっても「普通」に生き、「幸せ」を感じることができる、という大切なメッセージを伝えています。

監督の一木正恵さんと私が出会い、「普通に生きるがん患者さんを描くドラマをつくりましょう」と意気投合したのは、20年近く前のことでした。熟成期間がだいぶ長くなってしまいましたが、念願がかなって、素晴らしいドラマが完成しました。患者と家族と、それを支えようとする腫瘍内科医の思いや人間性がリアルに描かれていて、これこそがＨＢＭと思いました。

医療現場にいて感じることですが、日々行われている医療はドラマチックで一人ひとりの患者さんに、かけがえのない物語があります。遠い世界の特別な物語だけがドラマになるということではなく、なにげない日常にこそドラマがあるように思います。そんな一つ一つの物語を紡いでいくのが、ＨＢＭです。患者さんには、診察室で、自分の人生の主人公として、大いに語ってもらいたいと願っています。

本書では、様々な質問にお答えする形で、幅広いテーマについて考え方をお示ししましたが、すべてにおいて、ＨＢＭが通底しています。すなわち、医療が目指すのは、「人間の幸せ」であり、「自分らしく生きること」だという考え方です。この原則に照らせば、比較的シンプルに判断することができ、気持ちもラクになるように思います。

ただ、がんにまつわるイメージに惑わされて、シンプルに考えられなくなってしまっている患者さんが多いのも事実です。「がんになったのは自分のせい」「治らなければ絶望」「つらくても治療に耐えるしかない」「抗がん剤が最後の希望」「がん患者らしく生きなければいけない」「がんがあったら幸せにはなれない」といった言葉を聞くことがよくありますが、これらのイメージは正しくありません。こういうイメージから離れるために、どのように考えればよいのかを、本書で説明させていただいたつもりです。

がんは誰でもなるものですが、がんになっても、がんが治らないとしても、身構えすぎず、自分のペースで治療を選び、焦らず、自分らしく生きて、幸せを目指していただきたいと願っています。そして、それを支える医療を、これからも追求していきたいと考えています。

【著者プロフィール】

高野利実（たかの としみ）

1972年、東京生まれ。1998年、東京大学医学部卒業。腫瘍内科医を志し、2002年より国立がんセンター中央病院内科で研修後、2005年、東京共済病院腫瘍内科を開設、2008年、帝京大学医学部附属病院腫瘍内科講師、2010年、虎の門病院臨床腫瘍科部長と、3つの病院で「腫瘍内科」を立ち上げた。2020年、がん研有明病院に乳腺内科部長として赴任し、2021年、院長補佐。患者・家族支援部長、および、臨床教育研修センター長も兼任し、がん診療、研究、患者支援、教育に力を入れている。西日本がん研究機構（WJOG）乳腺委員長も務め、乳がんに関する全国規模の臨床試験や医師主導治験に取り組んでいる。日本臨床腫瘍学会（JSMO）では、専門医部会長として、日本の腫瘍内科普及に尽力している。著書に、『がんとともに、自分らしく生きる』（きずな出版）。読売新聞「ヨミドクター」で、コラム「Dr.高野の『腫瘍内科医になんでも聞いてみよう』」連載中。

気持ちがラクになる　がんとの向き合い方

2023年4月12日　第1刷発行
2024年8月1日　第2刷発行

著　者　高野利実
発行者　唐津　隆
発行所　株式会社ビジネス社
〒162-0805　東京都新宿区矢来町114番地
神楽坂高橋ビル5F
電話　03-5227-1602　FAX 03-5227-1603
URL　https://www.business-sha.co.jp/

〈カバー・本文デザイン〉谷元将泰
〈カバー・本文イラスト〉さかいゆは
〈本文DTP〉関根康弘（T-Borne）
〈印刷・製本〉モリモト印刷株式会社
〈編集担当〉山浦秀紀〈営業担当〉山口健志

© Takano Toshimi 2023 Printed in Japan
乱丁・落丁本はお取り替えいたします。

ISBN978-4-8284-2506-1

ビジネス社の本

がんで不安なあなたに読んでほしい。
自分らしく生きるためのQ&A

がん研有明病院
腫瘍精神科部長
清水研……著

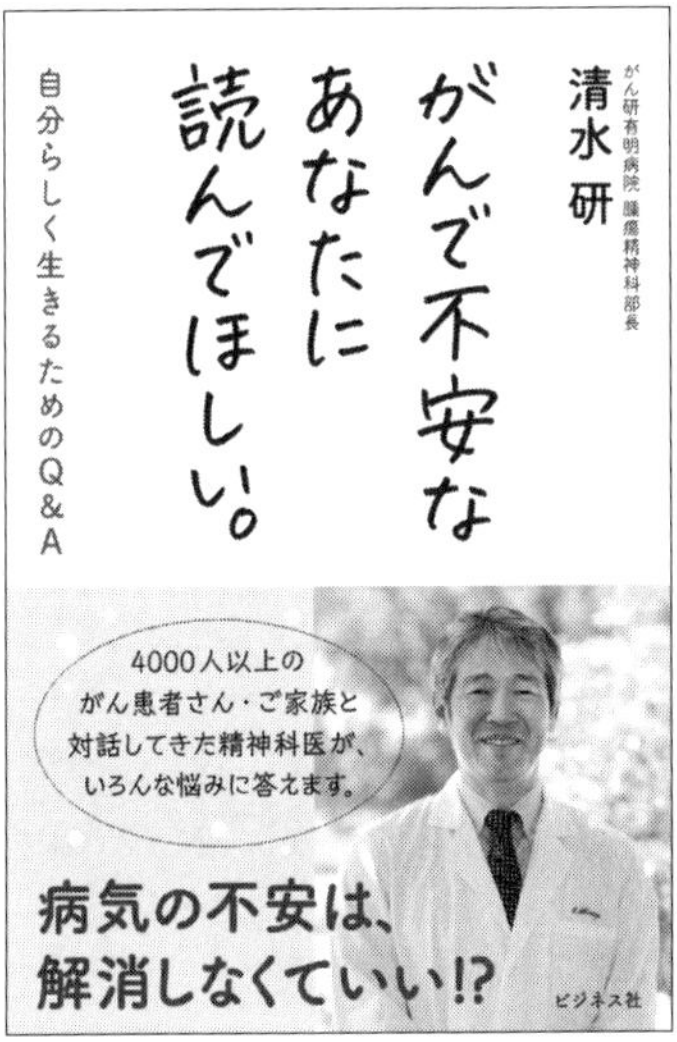

がん研有明病院 腫瘍精神科部長
清水 研
がんで不安なあなたに読んでほしい。
自分らしく生きるためのQ&A
4000人以上のがん患者さん・ご家族と対話してきた精神科医が、いろんな悩みに答えます。
病気の不安は、解消しなくていい!?
ビジネス社

定価 1540円（税込）
ISBN978-4-8284-2179-7

患者とその家族4000人の相談にのってきた医師が答えます！

今、がんの治療中の方、治療が終わって経過観察中の方の悩みにお答えします。気持ちを軽くして、日々を充実させましょう。

本書の内容

1章 宣告を受けた直後の不安
・セカンドオピニオンを受けたいが、主治医に言い出しにくい。
・周囲が治療法やサプリを勧めてくるのが、煩わしい。
・民間療法で治療したい……。 など

2章 治療中の悩みや不安
・がんの初期に見つけてもらえなかった。その悔しさが消えない。
・職場に迷惑をかける。退職したほうがよいのか、迷う。
・再発してしまい、絶望感しかない。 など

3章 治療後の悩みや不安
・治療を終えたが、再発が怖い。
・病院に行かなくてよいことが、むしろ不安。
・患者会は、どうやって探せばいい？ など

ビジネス社の本

今はつらくても、きっと前を向ける

人生に新しい光が射す「キャンサーギフト」

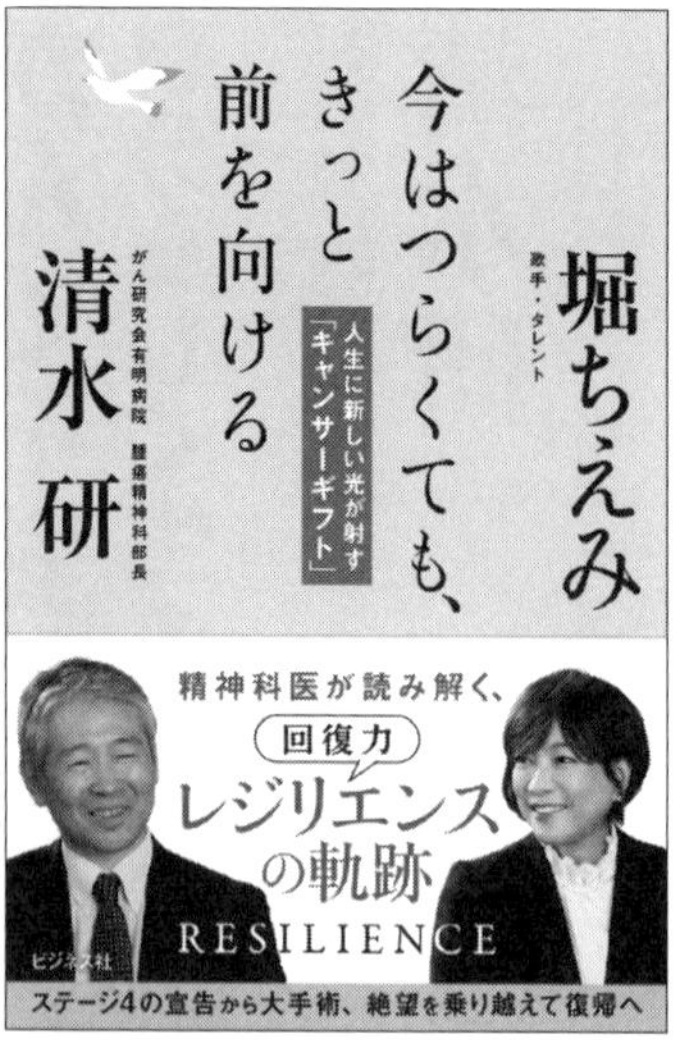

定価 1540円（税込）
ISBN978-4-8284-2444-6

歌手・タレント 堀ちえみ
がん研有明病院 腫瘍精神科部長 清水 研

ステージ4の宣告から大手術、絶望を乗り越えて復帰へ 精神科医が読み解く、レジリエンス（回復力）の軌跡

がんを経験した方々から、「今が一番つらいときかもしれないけれど、乗り越えた先には必ず素敵な、神様からのプレゼントがあるから、そこを目指して今を乗り越えてくださいね」という励ましのメッセージをたくさんいただきました。それが本当なら、もう少し頑張ってみようかなと思えました。——**堀ちえみ**

今まさに、心のつらさと向き合っておられる方々に申し上げたいのは、一人で歯を食いしばってがんばらないでください、ということです。——**清水 研**